ESSAI

SUR LE TRAITEMENT

DES FISTULES VÉSICO-VAGINALES

PAR LE PROCÉDÉ AMÉRICAIN,

modifié par M. Bozeman.

PARIS. — RIGNOUX, Imprimeur de la Faculté de Médecine, rue Monsieur-le-Prince, 31.

ESSAI

SUR LE TRAITEMENT

DES FISTULES VÉSICO-VAGINALES

PAR LE PROCÉDÉ AMÉRICAIN,

MODIFIÉ PAR M. BOZEMAN;

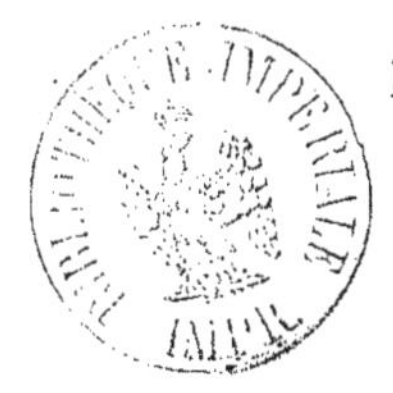

PAR

M.-A. D'ANDRADE,

Docteur en Médecine de la Faculté de Rio de Janeiro,
Docteur en Chirurgie de la Faculté de Paris,
Correspondant étranger de la Société d'Anthropologie.

PARIS.

L. LECLERC, LIBRAIRE-ÉDITEUR,
rue de l'École-de-Médecine, 14.

—

1860

A MON EXCELLENT MAITRE ET AMI,

M. A. VERNEUIL.

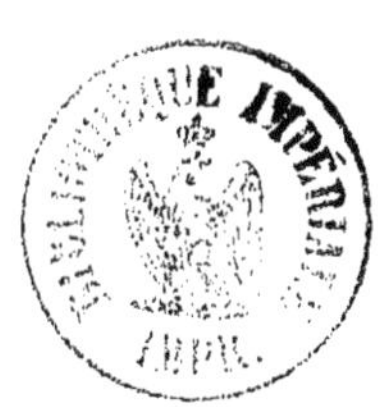

INTRODUCTION.

Les fistules urinaires chez la femme ont été pendant longtemps considérées comme inaccessibles aux ressources de l'art; leur traitement direct n'est pas très-ancien, et cependant le nombre des opérations imaginées pour les combattre est tellement considérable qu'il faudrait un volume pour les contenir toutes.

Cette multiplicité de méthodes et procédés opératoires indique ici, comme partout où elle existe, leur insuffisance ou leur défectuosité, et on a pu dire avec raison, en parlant de cette affection, que « la guérison était une rare exception à la règle générale. »

Aujourd'hui il n'en est plus de même. Une nouvelle opération, importée en France par un chirurgien des États-Unis d'Amérique, M. Bozeman, a donné entre les mains de ce chirurgien et de ceux qui l'ont imité des résultats que l'on n'était pas habitué à voir dans le traitement de cette infirmité. Cette opération n'appartient pas à M. Bozeman. Les éléments dont elle se compose, et qui, pris en particulier, étaient pour la plupart déjà connus et appliqués, ont été arrangés par M. Marion Sims, autre chirurgien de l'Amérique du Nord, ami et maître de M. Bozeman; ce dernier l'a seulement modifiée.

Notre intention n'étant pas de faire l'historique de la question, nous renvoyons les personnes qui désireraient en prendre connaissance aux remarquables articles de M. Verneuil (1). Dans cette série

(1) *Gazette hebdomadaire*, n° 1, p. 7; n° 4, p. 55; n° 8, p. 119; 1859.

d'articles, dont nous regrettons l'interruption momentanée, M. Verneuil a commencé des recherches sur l'histoire de chaque partie de l'opération en particulier.

Qu'il nous soit seulement permis de noter que cette innovation n'est arrivée en Europe qu'en 1858, à l'occasion d'un voyage de M. Bozeman. Ce chirurgien resta quelque temps en Angleterre, et y pratiqua son procédé dans quelques hôpitaux; il vint ensuite à Paris, et bientôt l'occasion de mettre à l'épreuve la nouvelle opération se présenta à lui. Ce fut chez une malade du service de M. Robert, à l'Hôtel-Dieu. L'état de la malade était des plus graves; une large perte de substance avait déjà déjoué les efforts de M. Robert et de M. Verneuil, qui l'avaient déjà opérée, chacun à leur tour. Le résultat, quoique incomplet, fut extrêmement satisfaisant. Depuis le voyage de M. Bozeman, un certain nombre de chirurgiens ont pratiqué son procédé, et le nombre des guérisons de fistules s'est augmenté.

Nous avons pris pour sujet de notre thèse la description de l'opération américaine telle que M. Bozeman l'a pratiquée à l'Hôtel-Dieu, et telle que l'ont pratiquée depuis MM. Follin, Verneuil et Foucher.

Nous donnerons en quelques mots la description des procédés et des modifications proposées ou appliquées par quelques chirurgiens américains et anglais. Quoique nous ne prétendions pas en apprécier la valeur, nous croyons toutefois assez utile de les faire connaître.

Nous avons divisé notre travail en trois parties :

La première comprend la description du procédé opératoire. Nous avons cherché à l'exposer avec détail, et nous avons intercalé dans le texte quelques dessins représentant des instruments spéciaux ou des détails de l'opération.

Dans la deuxième partie, nous rapportons deux observations inédites de M. Verneuil et une de M. Foucher. Celle-ci, dont nous ne connaissons pas encore le résultat au moment où nous écrivons, n'a été admise par nous que pour montrer, par un exemple qui s'est passé sous nos yeux, les difficultés que l'on peut rencontrer dans la pratique de cette opération. Nous faisons suivre ces trois observations d'un tableau synoptique où nous avons résumé toutes les observations américaines, anglaises et françaises, de fistules opérées par ce procédé. Nous ne sommes pas sûr de les avoir toutes; mais il y en a, nous le croyons, un assez grand nombre pour qu'on puisse se faire une idée assez exacte de l'opération.

Enfin la troisième partie est destinée à faire connaître en détail les résultats fournis par ce procédé.

Les travaux de MM. Marion Sims, Bozeman, Simpson, Baker-Brown, les journaux anglais et américains, les articles de M. Robert dans ses *Leçons de clinique chirurgicale,* de M. Verneuil dans la *Gazette hebdomadaire,* la brochure de M. Follin : telles sont les sources où nous avons puisé les matériaux de notre travail. Nous devons enfin beaucoup de renseignements inédits et d'excellents conseils à M. Verneuil, aux leçons duquel nous nous sommes depuis longtemps particulièrement attaché. Nous profitons de cette circonstance pour lui en témoigner notre profonde reconnaissance.

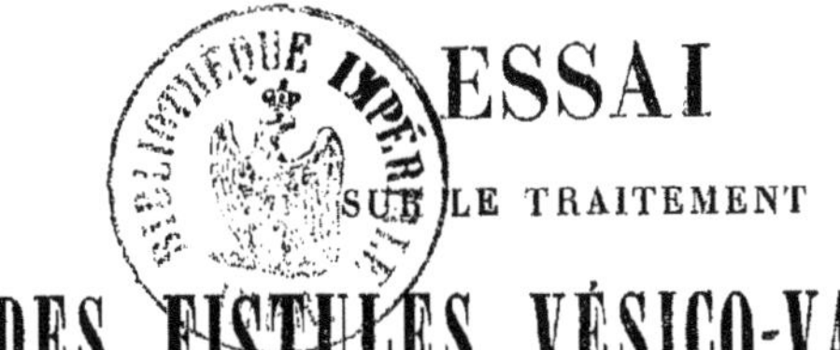

ESSAI

SUR LE TRAITEMENT

DES FISTULES VÉSICO-VAGINALES

PAR LE PROCÉDÉ AMÉRICAIN,

modifié par M. Bozeman.

PREMIÈRE PARTIE.

DESCRIPTION DU PROCÉDÉ OPÉRATOIRE.

Quelques mots sur la position de la malade et sur le spéculum américain.

Avant d'entrer en matière, nous dirons quelques mots sur la position dans laquelle la malade doit être opérée, et sur le spéculum que l'on emploie dans cette opération.

Position de la malade. Le décubitus antérieur a été adopté par tous les chirurgiens qui opèrent d'après ce procédé. En effet, dans cette position, on se trouve dans des conditions bien meilleures que dans la position ordinaire. D'abord l'utérus, qui tend à s'éloigner de la vulve, en conséquence de la déclivité de l'excavation pelvienne, déplisse la paroi antérieure du vagin dans le sens longitudinal. Le spéculum-gouttière, dont nous parlerons ci-après, favorise encore la mise en évidence de la fistule en distendant les parois latérales et en éloignant la paroi postérieure, comme nous verrons plus loin.

La fistule se trouve ainsi parfaitement visible dans la grande majorité des cas; il n'y a que dans ceux où elle est trop petite ou qu'elle se trouve cachée au fond d'un pli formé par une bride cicatricielle, ou quand les tissus sont tellement lâches que le spéculum ne suffit pas pour les distendre, que la constatation de l'ouverture accidentelle pourra offrir quelques difficultés.

Description du spéculum américain. Cet instrument est constitué par une gouttière métallique terminée en cul-de-sac et un peu recourbée dans sa longueur, de manière à pouvoir s'adapter à la courbure du sacrum, contre lequel on doit l'appuyer. Cette gouttière se continue à angle presque droit, avec une tige que l'aide doit tenir pendant l'opération. L'intérieur de cette gouttière est argenté et très-poli, de sorte que la lumière, fortement refractée, éclaire vivement l'intérieur du vagin. Il y a, dans l'arsenal chirurgical propre à cette opération, des gouttières de quatre dimensions différentes, réunies deux à deux par une tige intermédiaire de telle forme que, quand l'une est introduite dans le vagin, l'aide peut se servir de l'autre comme point d'appui. Nous donnons ci-contre le dessin (voy. fig. A) du spéculum de M. Marion Sims; c'est celui dont se sert aussi M. Bozeman.

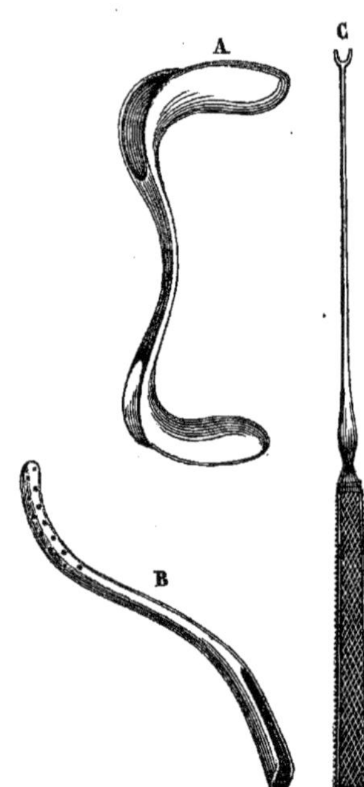

M. Mathieu a modifié cet instrument en substituant, à la tige qui réunit les deux gouttières, un manche en bois, cylindrique, et terminé par un renflement ; ainsi construit, cet instrument offre plus de prise à la main de l'aide et est plus portatif.

Pour s'en servir, il faut choisir entre les quatre gouttières celle dont la dimension paraîtra s'adapter le mieux aux parties de la malade. Celle-ci étant placée sur les genoux et les coudes, le chirurgien, après avoir enduit d'huile ou de cérat la surface convexe de la gouttière, l'introduit doucement dans le vagin. Une fois introduite, l'opérateur applique la convexité du spéculum contre la face antérieure du sacrum, et, après l'avoir placé dans la position qu'il juge la meilleure pour opérer, il en confie le manche à un aide qui doit le tenir par la tige à pleine main. Il doit se placer à gauche de l'opérateur, le bord cubital de l'avant-bras gauche et le bord interne de la main appuyant sur les lombes et la région sacrée de la malade. Il devra employer toute son attention à ce que le spéculum ne change pas de place pendant la manœuvre de l'opération.

Les avantages du décubitus antérieur sont les suivants :

1° Réduction spontanée de la hernie vésicale qui se fait dans les larges fistules, et dont on évite si difficilement la blessure dans la position ordinaire.

2° L'écoulement de sang produit pendant l'avivement, au lieu d'obscurcir la manœuvre, tombe dans la vessie, d'où il peut être facilement retiré.

3° Dans les cas où il y a des adhérences des lèvres de la fistule avec le pubis, il devient très-facile de les voir et de les diviser. Dans le décubitus dorsal, cette lèvre, dirigée presque verticalement, rend cette manœuvre très-difficile.

4° L'opérateur, dans la position ordinaire, ne peut agir sur la fistule qu'en tenant les mains en pronation et en abduction forcée, position très-pénible au bout de quelques minutes. Dans le décubitus antérieur, la paroi antérieure du vagin devient inférieure, et l'opération est beaucoup plus facile.

5° Il rend inutile l'abaissement de l'utérus, nécessaire, dans la position ordinaire, pour amener la fistule à la vulve quand elle est profondément située dans le vagin.

6° Enfin il rend inutile un grand nombre d'aides, et le vagin n'est pas obstrué par la multiplicité de valves, abaisseurs, griffes, etc., qui constituent, dans les procédés ordinaires, une des difficultés sérieuses.

Mais malheureusement tout n'est pas avantage, et, sans parler du retrait qu'éprouve la fistule, à cause de l'entraînement de la paroi vaginale par l'utérus, cette position présente deux inconvénients.

Ces inconvénients, que, en dernière analyse, nous ne croyons pas assez graves pour faire abandonner le décubitus antérieur, sont la privation des bienfaits de l'anesthésie et la fatigue des malades au bout de quelque temps.

Il est difficile, et nous croyons même dangereux, d'appliquer le chloroforme dans les conditions où la malade se trouve placée. Et d'abord la position n'est rien moins que commode pour respirer, le thorax se trouvant dans une déclivité assez marquée, et comprimé par les viscères abdominaux; ensuite la longueur des manœuvres réclamerait la répétition fréquente des inhalations, chose qui n'est pas peu grave en elle-même.

Malgré ces difficultés, quelques chirurgiens, M. Eben Watson, de Glascow, en particulier, opère ses malades sous l'influence du chloroforme, et voici comment il s'y prend pour l'administrer. Il place ses malades sur une table d'une hauteur convenable, le pelvis soulevé par un support fixe, pendant que les épaules sont placées sur un oreiller sur la même table. La tête est soutenue par les mains des aides qui donnent le chloroforme. De cette manière, ajoute l'auteur, les mouvements de la malade sont empêchés, et l'administration prudente du chloroforme écarte le danger, en permettant aux organes respiratoires de fonctionner avec la plus grande liberté.

La fatigue des malades a été considérée par les auteurs comme un inconvénient assez grave. Cet inconvénient nous paraît cependant pouvoir être éloigné en suivant les conseils de M. Marion Sims, qui fait coucher ses malades sur le côté, pendant certains temps de l'opération. M. Verneuil a opéré presque tout l'avivement des bords de la fistule sur ses malades dans cette position; il s'en est parfaitement bien trouvé.

Voici, d'après M. Follin, la description de cette position conseillée par M. Marion Sims.

« On fait coucher la malade sur le côté gauche; les cuisses, dans cette position, doivent être fléchies à angle droit sur le bassin, la cuisse droite un peu plus que la gauche; le bras gauche est rejeté en arrière et la poitrine en avant, de façon à amener le sternum au contact avec la table; la colonne vertébrale est dans l'extension complète et la tête repose sur le pariétal gauche. »

Cette position est très-commode pour l'avivement de la fistule, et ne fatigue pas les malades.

Le procédé américain comprend deux temps principaux : l'*avivement des lèvres de la fistule* et la *suture*.

Premier temps. — Avivement des lèvres de la fistule. Pour pratiquer ce temps de l'opération, on rencontre, dans l'arsenal des chirurgiens américains, un certain nombre d'instruments spéciaux, sur lesquels nous allons dire quelques mots, afin de ne pas être interrompu plus tard par leur description.

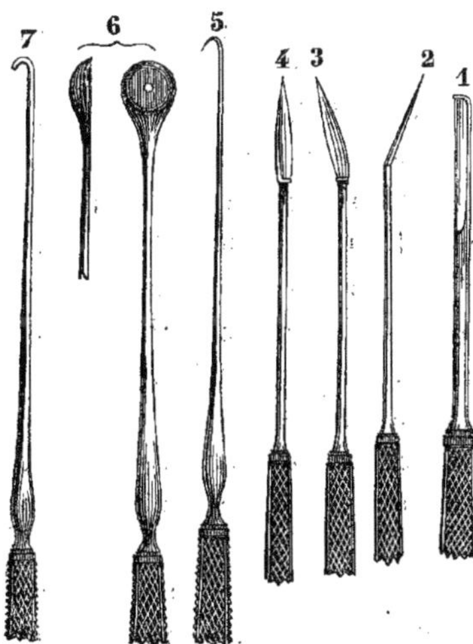

Ce sont des bistouris assez longs pour pouvoir manœuvrer au fond du vagin. Il y en a trois (v. fig. 2, 3, 4), dont un droit et deux coudés, l'un à gauche, l'autre à droite, sur le plat de la lame. La disposition de leurs lames rend très-commode la dissection de la muqueuse vaginale. Une longue pince à branches croisées et terminées en dents de souris sert à saisir les parties qu'on peut exciser. Un crochet aigu, aussi long que les autres instruments, est destiné à soulever de petites portions de muqueuse qui auraient été laissées intactes. Enfin des ciseaux à double courbure sur le plat et sur le bord offrent une disposition très-commode pour cette partie de l'opération. En général, on se sert peu des ciseaux : les autres instruments sont plus commodes et plus faciles à manier.

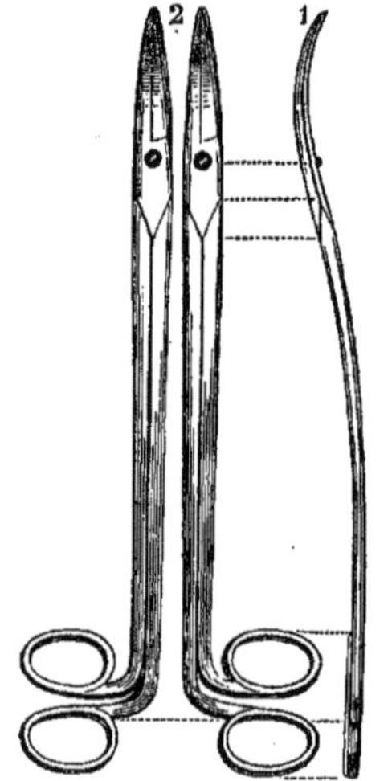

L'avivement doit être fait sur une large surface, afin d'obtenir un adossement considérable des bords de la fistule, condition qui, on le sait d'ailleurs, mettra la plaie dans les meilleures conditions pour la réunion ; en outre, il doit être très-superficiel, ne comprendre que la muqueuse vaginale seule, afin de ne pas entamer le tissu vésical. Les complications du côté de celle-ci, telles que cystite, hémorrhagie, etc., se trouveront évitées, et la plaie ne sera pas ausi facilement baignée par l'urine.

Pour pratiquer cet avivement, on se sert généralement de la pince à dents de souris et des bistouris droits et coudés. Ces derniers sont très-commodes, surtout quand il s'agit d'aviver les lèvres antérieure et postérieure de la fistule : le bistouri droit est préférable pour les parties latérales. La pince à dents de souris peut être remplacée, et quelques chirurgiens la remplacent toujours par le petit crochet aigu figuré au n° 5. Ce petit instrument, en effet, saisit parfaitement les moindres parcelles de muqueuse, et, en rasant son extrémité avec la lame, on résèque une portion parfaitement limitée. On ne risque pas, en l'employant, de dépasser dans la dissection les limites qu'on se propose.

M. Bozeman commence la dissection tout près de l'orifice fistuleux : il avive tout autour et s'en éloigne peu à peu, jusqu'à ce que la surface saignante ait atteint la largeur de 0m,01. On dissèque par petits coups, lentement, et en faisant éponger la plaie à chaque instant, pour apprécier le progrès de la dissection, et pour voir si quelque portion de la muqueuse n'aurait pas échappé à l'action du bistouri. Quand les tissus sont lâches, on se servira d'une spatule recourbée pour les tendre, et si on trouve qu'un point quelconque de la plaie n'est pas avivé, on y reviendra ; on le saisira avec le petit crochet aigu, et on l'enlèvera.

En arrivant vers les limites de l'avivement, il faut redoubler de soin, car il faut que la surface saignante soit très-régulière, et que chaque lèvre soit avivée dans la même étendue, pour qu'elles se correspondent exactement quand l'adossement sera fait.

Ce temps de l'opération est très-long. Il nécessite à lui seul la plus grande partie de la durée totale de l'opération ; ce qui ne surprend pas quand on songe que de cette manœuvre dépend la plus grande partie du succès de l'opération. On doit y apporter la plus grande attention, les soins les plus minutieux, car, au dire de M. Bozeman lui-même, une dissection imparfaite rend le succès très-douteux. Il y a dans les observations que nous rapportons plus loin quelques exemples d'insuccès dont la cause aurait été, selon les auteurs, l'irrégularité de l'avivement, rendu difficile par des brides cicatricielles, etc. etc.

M. Verneuil a apporté à ce temps de l'opération une modification très-simple, et dont nous avons pu apprécier l'incontestable utilité. Au lieu de commencer l'avivement par la dissection du bourrelet qui borde l'orifice de la fistule, il commence l'opération en pratiquant une incision ovalaire ou circulaire, mais toujours parallèle aux bords de l'ouverture accidentelle, et à 0m,01 de ceux-ci. Cette incision, très-superficielle, ne comprend que la muqueuse vaginale : elle marque la limite extérieure de l'avivement. La limite intérieure étant naturellement bornée par l'ouverture, il ne s'agit plus que d'enlever la muqueuse comprise entre ces deux démarcations. Cette manœuvre préliminaire simplifie beaucoup ce temps de l'opération, car c'est justement à la limite extérieure de l'avivement que la régularité et la précision deviennent difficiles, en agissant comme le chirurgien américain. La durée de l'avivement se trouve aussi diminuée.

Quand on s'est bien assuré de la parfaite régularité de l'avivement, on laisse reposer la malade pendant quelques minutes, et on attend que l'hémorrhagie capillaire produite par la manœuvre opératoire soit arrêtée. On procède alors à la réunion de la plaie.

2e *temps*. On se sert, pour fermer la plaie, de fils d'argent très-fins. Leur ténuité les rend parfaitement tolérables au milieu des tissus vivants, et cette précieuse qualité permet de les multiplier sans inconvénient. Le grand nombre des fils constitue un des principes les plus importants du nouveau procédé.

Les instruments nécessaires pour cette manœuvre sont des aiguilles très-courtes, droites, armées d'une anse de fil de soie, le porte-aiguille, une longue pince à dissection, un crochet mousse (voy. fig. 7, page 15), et une petite fourche (voy. fig. *c*, page 12).

Les aiguilles dont se sert M. Bozeman, et qui font partie de son arsenal, son droites et très-courtes. Le porte-aiguille présente à son extrémité des rainures en étoile pour recevoir l'aiguille en différentes positions (directe en avant, transversale et oblique en avant et en arrière). La pince, analogue aux pinces à dissection ordinaires, n'en diffère que par une longueur plus considérable, et par la courbure de ses extrémités. Le crochet mousse et la fourche sont destinés, le premier à servir de point d'appui à l'aiguille, quand le chirurgien s'efforce de traverser les lèvres de la fistule; la seconde, à servir de poulie de renvoi quand on tire sur les fils.

Pour procéder au passage des fils, le chirurgien prend de la main gauche la pince qui lui sert à tendre les tissus : il fait entrer son aiguille dans la muqueuse vaginale saine, à 0[m],005 ou 0[m],006 de la partie avivée, il la fait cheminer dans l'épaisseur des tissus, de manière à ne pas pénétrer dans la vessie, ni de léser la muqueuse vésicale : il fait sortir l'aiguille tout près du bord de la fistule, autant que possible dans le tissu cellulaire intermuqueux. Arrivé là, il ouvre le porte-aiguille, saisit l'aiguille avec la pince qu'il tient de la main gauche, et la retire pour la charger de nouveau sur le porte-aiguille; ensuite il la fait pénétrer à l'autre lèvre de la plaie, dans la surface saignante, au point opposé à celui par où l'aiguille est sortie. Celle-ci doit encore suivre un trajet tel, que la muqueuse vésicale soit respectée, et venir finalement sortir dans la muqueuse saine, à la même distance de la surface d'avivement que le point par où elle est entrée primitivement. Le petit dessin ci-contre donne une idée exacte du trajet que le fil doit suivre dans les tissus.

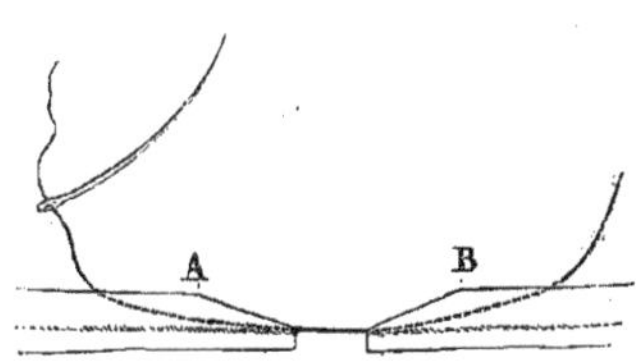

On passe autant de fils de soie qu'il faut de sutures, et on confie les chefs à un aide, pour qu'ils ne se confondent pas. Ces fils doivent être très-rapprochés, à $0^{m},005$ à peu près l'un de l'autre. C'est encore un des préceptes utiles de cette opération.

La petite figure que nous donnons ici représente la disposition de l'avivement et les rapports des points de suture avec la plaie (AB, fistule; *ccc*, surface de l'avivement; *d d d d d*, points indiquant l'endroit où doivent entrer et sortir les points de suture). Quand les fils sont tous placés, on attache à un chef de chacun de ces fils de soie, par un nœud simple, un fil d'argent très-fin dont on replie l'extrémité, et on tire sur l'autre chef. On remplace ainsi le fil de soie par le fil métallique. Cette manœuvre délicate exige beaucoup de soin. Souvent le fil doit traverser des tissus indurés ou résistants, et il est très-difficile de faire pénétrer l'extrémité pliée du fil d'argent, dont le volume est encore augmenté par le nœud du fil de soie, dans le tout petit trajet que le premier fil occupait seul. Il faut déployer une force considérable,

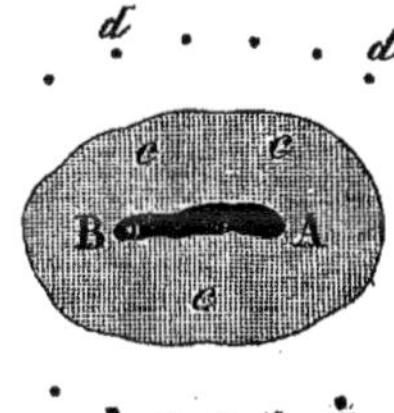

et il arrive quelquefois que le fil de soie casse et qu'on est forcé de recommencer le point de suture manqué. La petite fourche de M. Marion Sims rend ici des services réels. On s'en sert comme poulie de renvoi au point de sortie du fil de soie, afin que les tissus soient protégés contre les tractions que l'on exerce.

M. Simpson a imaginé, pour passer les fils d'argent, une aiguille tubulaire courbe qui nous paraît très-commode dans certains cas. Par son emploi, les fils d'argent se trouvent passés d'emblée, ce qui simplifie beaucoup ce temps de l'opération. Cette aiguille, de la longueur des instruments destinés à opérer dans le vagin, est munie d'un manche. Le fil est placé d'avance dans le tube. On fait parcourir à l'aiguille le trajet ci-dessus indiqué, et il suffit de pousser le fil, d'en retenir le bout qui se présente à l'extrémité du tube de l'aiguille avec une pince et de retirer l'aiguille pour que le fil d'argent soit placé.

Réunion de la plaie. M. Marion Sims, à qui on doit les principaux préceptes de cette belle opération, employait dans ses premières opérations une suture assez compliquée. C'était une sorte de suture enchevillée, et les bouts de fils étaient fixés à des canules qui pendaient dans le vagin. Bientôt cependant il abandonna cette manière de faire et imagina la suture en crampon (*clamp suture*), dont il donne la description dans son discours anniversaire, qui diffère de la précédente en ce que les fils d'argent, passant dans de petits trous pratiqués dans deux crampons ou barres de plomb placées en travers sur les côtés de la fistule, sont retenus en place par de petites boules de plomb perforées (*perforated shot*) et écrasées sur les fils. Cette manière de pratiquer la suture aurait toujours réussi entre les mains de son auteur. Il l'a abandonnée cependant et ne fait aujourd'hui que tordre ensemble les extrémités du fil métallique.

M. Bozeman vit bientôt les insuccès se multiplier assez entre ses mains pour songer à modifier la suture. Un hasard le fit essayer la suture en bouton (*the button suture*), qui est celle qu'on a adoptée depuis (1). Voici comment il la pratique et comme la pratiquent les chirurgiens qui l'ont suivie. Les fils placés comme nous l'avons précédemment décrit, M. Bozeman se sert d'un instrument qu'il appelle l'*ajusteur de la suture* (voy. fig. 6), espèce de bouton perforé à son centre et porté sur un long manche ; il passe les deux extrémités de chaque fil dans le trou central de l'ajusteur, et, les tenant solidement de la main gauche, il appuie fortement son instrument sur les tissus. Cette manœuvre a pour but de redresser les deux extrémités du fil métallique et d'amener ainsi au contact les deux lèvres avivées et opposées de la fistule. Les deux petites figures ci-jointes donneront, mieux que la description, l'idée de la manœuvre. La première représente l'application de l'ajusteur à son commencement ; la seconde, le résultat qu'il amène. On peut voir sur les deux figures la forme que prend l'anse de fil plongée dans les tissus.

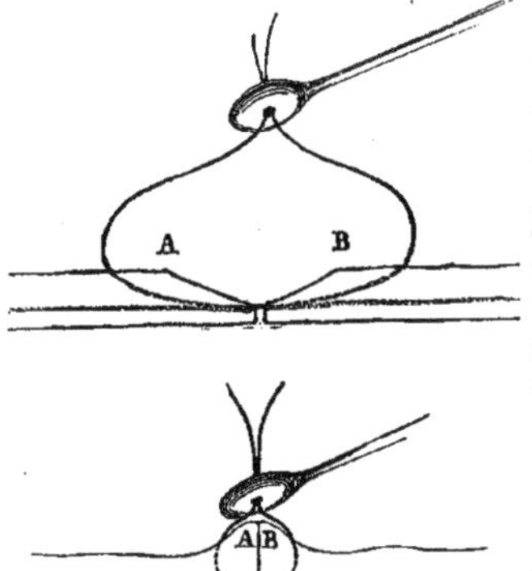

On passe ensuite les fils deux à deux dans l'ajusteur, afin d'assurer encore mieux la forme des anses, et quand enfin on voit que par ce moyen les fils tiennent les bords de la fistule en contact parfait, on passe à l'application du bouton ou plaque de M. Bozeman.

On la fait seulement au moment de l'appliquer, suivant le cas dont il s'agit.

On prend une plaque de plomb assez mince (1 à 2 millimètres d'épaisseur), on en coupe un morceau assez large pour recouvrir toute la longueur de la solution de continuité, et ayant 15 millimètres à 2 centimètres de largeur.

(1) Bozeman, *Remarks on vesico-vaginal fistule, with anaccount of a new mode of suture;* Montgomery, U. S. 1856.

On arrondit ses angles, puis, la prenant avec une pince, et l'approchant de la rangée de points de suture, le chirurgien marque par un petit trait sur la plaque, avec la pointe d'un instrument, la distance qui sépare les anses de fil les unes des autres. Ceci fait, il pratique avec le poinçon une série de petits trous éloignés les uns des autres exactement comme les points de suture. Le chirurgien aura soin de faire disparaître toutes les inégalités de la plaque, afin d'éviter l'irritation que celle-ci pourrait produire sur les tissus.

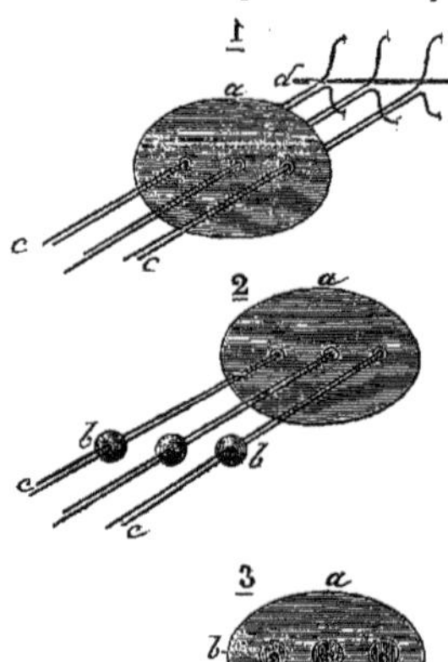

On prend ensuite chaque couple de fils formant anse, et on les passe dans le trou respectif de la plaque (voy. fig. 1). Ceci fait, on presse sur la plaque à diverses reprises et en divers endroits, afin qu'elle se moule exactement sur les parties.

On prend ensuite les petits grains de plomb perforés, ou de petits tubes de plomb, dans lesquels on fait passer les fils (voy. fig. 2); on les fait glisser jusqu'à la rencontre de la plaque, et on les écrase. On plie ensuite les extrémités des fils, et on les coupe tout près de la plaque (voy. fig. 3).

La plaque est ce qui appartient en propre à M. Bozeman dans cette opération.

Les avantages de ce petit appareil sont de protéger les parties avivées et en contact de l'action des liquides du vagin, de maintenir l'affrontement des bords de la fistule en immobilisant les parties, d'opérer en même temps une compression modérée et également répartie sur les tissus. La plaque empêche en même temps les fils de s'enfoncer dans les tissus.

Suture de M. Simpson (d'Édimbourg) (1).

Ce chirurgien, ayant eu un insuccès par le procédé de M. Bozeman, imagina une autre manière de fixer les points de suture. Il se sert d'une espèce de corde formée de dix à quinze fils de fer, les bouts de cette corde sont rapprochés l'un de l'autre et tressés en forme de cercle.

Ce cercle est assez flexible pour pouvoir prendre la forme ovoïde.

On emploie un perforateur pour pratiquer, sur chaque côté, des ouvertures en nombre correspondant aux fils que l'on a employés pour la suture.

Les bouts des fils qui se trouvent à la lèvre inférieure de la fistule sont passés les premiers à travers les ouvertures d'un des côtés de cette attelle, et l'on fait passer les autres dans les ouvertures de l'autre côté. Avec les doigts ou des pinces à pansement, on pousse l'attelle jusqu'à la plaie, sur laquelle elle doit s'appliquer parfaitement. On se sert alors d'un instrument que M. Simpson attribue à M. Coghill, son prédécesseur, et qui consiste en deux tubes très-courts et très-fins fixés au bout d'une tige d'acier, pour serrer et fixer les points de suture.

Pour cela, on introduit les bouts opposés de chaque point de suture, chacun dans un des trous de l'instrument ; on pousse celui-ci en tenant de la main gauche les deux bouts du fil, jusqu'à ce qu'il rencontre l'attelle, et que les lèvres de la plaie soient en contact parfait. Deux ou trois tours imprimés à l'instrument suffisent pour fixer le fil. On pratique la même manœuvre pour les autres; on coupe les fils près de l'endroit où ils sont tordus.

---

(1) Voyez *Medical times*, 8 janvier 1859, p. 28.

Suture de M. Baker-Brown.

M. Baker-Brown a aussi modifié la suture. Au lieu de la plaque de M. Bozeman, qu'il employait d'abord, il emploie à présent (1) « de petits croissants de plomb, sorte de crampons perforés à leur centre, qui s'appliquent isolément sur chaque fil. Il introduit les deux chefs du fil à travers l'ouverture centrale du croissant, et, après s'être assuré d'une exacte juxtaposition des parties, il aplatit contre les fils un petit mamelon qui surmonte le trou du croissant, et arrête ainsi la suture. »

Suture de M. Atlee.

Nous empruntons à la brochure de M. Follin (2) la description d'un autre procédé de suture proposé par M. Atlee.

Lorsque les fils sont introduits à travers les lèvres de la fistule, et liés isolément de chaque côté à un fil latéral, afin de ne pas être confondus dans les différentes manœuvres de l'opération, on en fait deux parts : les uns doivent être fixés par torsion sur la plaie même, les autres sur une plaque spéciale. On sépare d'abord les fils de la suture du fil latéral qui les maintenait isolés ; on prend ensuite, de deux en deux, les chefs des fils ; on les tord avec l'instrument du Dr Coghill (que nous avons décrit précédemment). Les bords de la plaie sont ainsi mis en contact parfait. On applique alors la plaque de plomb, qui offre à son centre une fenêtre à bords taillés en biseau du côté de la plaie, de longueur analogue à l'étendue de la fistule ; de chaque côté de la fenêtre, il y a une rangée de trous. Les fils tordus sont passés par la fenêtre, et assujettis contre elle par des

---

(1) Voyez Follin, *op. cit.*

(2) *Op. cit.*

boulettes de plomb perforées qu'on écrase au contact ; ceux qui ne sont pas tordus sont passés par les trous latéraux, et tordus sur la plaque. On coupe les fils près de l'endroit tordu.

Suture de M. Battey.

M. Battey (1), de Georgie (États-Unis), propose un autre procédé de suture. Il emploie une plaque de plomb très-flexible, offrant près de l'un de ses bords une rangée de trous, égale en nombre aux fils employés. Sur l'autre bord, on pratique avec une scie très-fine des entailles assez larges pour laisser passer le fil. Les fils une fois passés à travers les bords de la fistule, un de leurs chefs est introduit dans le trou de la plaque, et assujetti par la boulette perforée et écrasée. Alors on rapproche les bords de la fistule en tirant sur les chefs des fils et en poussant, avec une spatule à bout carré, les tissus du côté opposé à la plaque. On relève ensuite les fils à l'aide d'une fourche, et on les tord avec les chefs du côté opposé.

Soins à donner à la malade avant et après l'opération. On doit purger la malade la veille et lui administrer le matin même de l'opération une pilule de 0,05 d'extrait gommeux d'opium.

Immédiatement après l'opération, on évacuera les liquides contenus dans la vessie, on fera une injection dans le vagin et on y placera des plumasseaux de charpie trempés dans de l'huile.

Aussitôt que la malade est replacée dans son lit, où elle devra garder le décubitus dorsal, on place à demeure dans l'urèthre la sonde courbe de M. Marion Sims. Cet instrument (fig. *B*, p. 12), en aluminium, est très-léger, tient tout seul en place, et présente une courbure telle que, quand il est placé, son extrémité vésicale s'éloigne de la paroi inférieure de la vessie et conséquemment de la plaie. Il est percé à cette extrémité de quatre rangées composées

(1) *Obstetrical transactions*, t. Ier, p. 275; London, 1860.

chacune de six petites ouvertures pour l'écoulement de l'urine. Son extrémité libre offre une échancrure évasée, et on peut y fixer une poche pour recevoir le liquide.

La sonde doit être l'objet de soins très-minutieux pendant toute la durée du traitement. On doit veiller incessamment à ce qu'elle ne se déplace pas dans les mouvements de la malade. On doit la retirer souvent dans la journée, afin de la nettoyer ou la remplacer, car les mucosités vésicales bouchent facilement les petites ouvertures et causent l'accumulation d'urine dans la vessie. Si la malade se plaint de douleurs uréthrales ou de spasmes vésicaux, il faudra se garder de la laisser en place, mais alors il devient indispensable de la sonder fréquemment.

Traitement interne. La veille de l'opération, la malade doit être purgée. Les chirurgiens américains et anglais, dans le but d'empêcher les mouvements et les efforts qu'entraîne la défécation, administrent des préparations opiacées à leurs malades. Cette pratique a été suivie par les chirurgiens français. On administre 2 pilules de 0^{m},05 d'extrait gommeux d'opium. Cette application, qui doit commencer le matin même de l'opération, doit être continuée pendant le temps qui s'écoule entre celle-ci et l'enlèvement des fils. On ne permettra à la malade qu'une quantité médiocre d'aliments qui laissent peu de résidus. Si, malgré ces soins, elle éprouve le besoin d'aller à la garde-robe, on lui administrera un lavement et on lui recommandera de ne faire que le moins d'efforts possibles.

Suites de l'opération. En général, elles sont à peine marquées. Ainsi, dans la grande majorité des cas, quelques heures après l'opération, les malades sont parfaitement remises de la fatigue causée par la position gênante qu'elles sont forcées de garder pendant la manœuvre ; elles dorment tranquillement quelques heures, et, à l'exception des symptômes d'embarras gastrique et de la constipation qui suit l'emploi de l'opium, rien n'entrave le travail réparateur jusqu'à l'époque de l'enlèvement de la suture. Mais quelquefois les choses ne se passent pas d'une manière aussi heureuse, et quelques accidents assez sérieux peuvent avoir lieu; ainsi il peut survenir un spasme vésical assez intense, une irritation de l'urèthre, due au séjour prolongé de la sonde; on a vu quelquefois se produire des hémorrhagies vésicales. Si ces complications se présentent, le chirurgien doit les combattre par les moyens appropriés.

Il y a dans les soins que l'on doit donner à la malade, pendant le temps qu'elle garde le lit, un point sur lequel doit se fixer très-particulièrement l'attention des personnes chargées de la veiller; nous voulons parler de ce qui concerne l'entretien de la propreté de la sonde. Nous insistons sur ce point, car la négligence de ces soins est une des causes les plus communes des accidents consécutifs à la manœuvre opératoire et à laquelle les auteurs attribuent un certain nombre d'insuccès.

Enlèvement de l'appareil de suture. La suture reste en place dix jours. Au bout de cet espace de temps on l'enlève avec précaution de la manière suivante : on coupe les fils entre la petite boule de plomb écrasée et la plaque. Une fois les fils coupés, on retire doucement la plaque avec une pince; ensuite on cherche à écarter l'un de l'autre les deux chefs de l'anse de fil métallique et à les attirer au dehors. Quelquefois cette petite manœuvre présente des difficultés, car les extrémités des fils, très-courtes et presque de niveau avec les tissus environnants, peuvent à peine être aperçues. M. Verneuil a cherché à obvier à cet inconvénient en faisant glisser, au lieu d'un seul, deux petits tubes de plomb jusqu'à la plaque. Il n'écrase que le dernier, et quand il veut enlever l'appareil, il coupe les fils entre le premier et le second. Les chefs de l'anse métallique restent ainsi plus longs et plus faciles à séparer et à extraire.

Résumé des caractères distinctifs du procédé américain.

En résumé, le procédé que nous venons de décrire se distingue des autres procédés généralement adoptées plutôt par l'association d'un certain nombre de temps opératoires plus ou moins connus, que par des innovations réelles et importantes. On pourrait même dire du procédé de M. Bozeman, qu'il ne présente pas d'autre originalité que l'emploi de la plaque de plomb (*button*) que certains chirurgiens, d'ailleurs, ne regardent pas comme indispensables.

Nous croyons donc utile de résumer brièvement les traits caractéristiques de ce procédé, sans entrer cependant dans des détails historiques, qui auraient pour but de rattacher à chacun des temps le nom des chirurgiens qui les ont introduits dans la pratique.

Cette opération offre les particularités suivantes :

1° Position de la malade soit sur les genoux et les coudes, soit dans le décubitus latéral.

2° Emploi du spéculum en gouttière, n'exigeant qu'un aide, tenant très-peu de place dans le vagin, tendant les parois de cette cavité et éclairant le champ de l'opération.

3° Avivement très-large, pratiqué en biseau, aux dépens de la face vaginale de la cloison et respectant complétement la paroi vésicale.

4° Emploi de fils métalliques très-fins, très-souples, très-rapprochés les uns des autres, rampant dans l'épaisseur de la cloison vésico-vaginale, sans pénétrer dans la vessie et par conséquent ne se trouvant, après l'affrontement, nulle part en contact avec l'urine.

5° Ces fils, entrant et sortant à 1 centimètre du bord avivé, comprennent, dans l'anse qu'ils forment, une très-grande épaisseur de tissus sains, capables de résister longtemps à la section.

6° Affrontement par de larges surfaces saignantes qui ne sont en contact ni avec l'urine du côté de la vessie, ni avec les mucosités du vagin. La largeur de cet affrontement donne une cicatrice linéaire épaisse et met à l'abri des récidives; elle doit favoriser encore la réunion secondaire des petits pertuis succédant par hasard à une réunion primitive incomplète.

7° Emploi d'une plaque métallique, rendant tous les fils solidaires et immobilisant toute la région opérée, exerçant de plus une légère compression sur les lèvres rapprochées et les protégeant contre les liquides vaginaux. Cette plaque, de plus, empêche les fils de s'enfoncer dans l'épaisseur de la muqueuse du vagin et soutient les anneaux de plomb qui servent à fixer les deux chefs de l'anse.

8° Séjour très-prolongé des fils, qui, grâce à leur ténuité et à leur nature métallique, n'irritent pas les tissus; séjour prolongé qui, en revanche, maintient longtemps les lèvres en contact et permet à la lymphe plastique qui les réunit d'acquérir de la solidité.

9° Emploi d'un cathéter léger, peu saillant au dehors, tenant de lui-même en place, facile à ôter et à remettre, et n'ayant à l'intérieur de la vessie aucun contact avec la région opérée.

10° Innocuité de l'opération, dont les suites sont en général très-simples et n'ont entraîné la mort que dans un nombre de cas excessivement restreints. Cette innocuité paraît due au peu d'étendue du traumatisme, à l'absence générale d'hémorrhagie, l'avivement n'ouvrant que des vaisseaux de très-petit volume et très-superficiels; enfin à l'abstention complète de tout décollement, incision à distance et autres manœuvres autoplastiques dangereuses, etc. etc. Notons enfin que, grâce à la position dans laquelle on opère, on n'exerce sur l'utérus aucune de ces tractions, de ces tiraillements forcés, dont les inconvénients ne sauraient être contestés.

11° Emploi de l'opium longtemps continué. Constipation artificielle, précautions minutieuses prises au moment de la première déjection alvine.

DEUXIÈME PARTIE.

OBSERVATIONS DE FISTULES VÉSICO-VAGINALES OPÉRÉES PAR LE PROCÉDÉ AMÉRICAIN, MODIFIÉ PAR M. BOZEMAN.

M. Verneuil, un des premiers propagateurs du nouveau procédé, à Paris, a eu l'occasion de le pratiquer trois fois sur deux malades. Une de ces malades, la première, guérit complétement; l'autre n'obtint que l'amélioration de sa fistule, qu'une seconde opération ne modifia pas.

Nous rapporterons aussi l'histoire de l'opération pratiquée par M. Foucher dans le même hôpital. Le résultat ne nous est pas encore connu, aussi nous ne la publions que pour montrer les difficultés que ce fait particulier a offertes pendant l'opération.

Quant aux autres observations des chirurgiens américains, anglais et français, nous en avons pris le résumé afin de pouvoir les mettre toutes sous les yeux du lecteur. Nous avons organisé un tableau synoptique sur lequel on pourra juger d'un coup d'œil non-seulement les circonstances antérieures, mais aussi les caractères des lésions dans chaque fait, quelques détails de l'opération, et enfin les sources où nous avons recueilli nos matériaux.

Quelquefois certains détails nous ont manqué; ainsi il y a quelques observations où le siége de la fistule n'a pas été exactement indiqué, d'autres où la manœuvre opératoire aurait pu être mieux détaillée; beaucoup où pour tout renseignement au sujet de l'opération, on dit : «opérée par le procédé Bozeman,» etc. etc. Nous les avons toutefois recueillies, parce que, en somme, le résultat était positif, l'observation assez complète.

Nous avons laissé de côté aussi quelques observations pratiquées en Angleterre, par M. Bozeman, qui n'ont pas été publiées en entier, mais seulement citées dans les journaux anglais. La même chose est arrivée pour les observations de M. Simpson, d'Édimbourg, qui, à ce qu'il dit lui-même, aurait pratiqué quelquefois le procédé de M. Bozeman. N'ayant pas trouvé ses observations, nous n'en avons pas parlé.

Nous n'avons pas pris note non plus des opérations pratiquées antérieurement. Il y en a beaucoup. Plus de la moitié des malades qui font le sujet de ces observations avaient déjà été opérées par d'autres méthodes. Quoique l'exposition de ces tentatives antérieures pût fournir des notions intéressantes, nous l'avons éloignée de notre cadre, parce que cela nous conduirait à donner à notre travail une extension trop considérable.

Qu'il nous soit seulement permis d'appeler l'attention du lecteur sur les observations 10 et 11, dans lesquelles on avait tenté l'occlusion du vagin (méthode de Vidal, de Cassis), suivies d'insuccès dans la première, et de succès presque complet dans le second. M. Bozeman a obtenu la guérison de la malade n° 10 du premier coup, et quant à la malade n° 11, il a fallu commencer par restaurer l'orifice vaginal pour attaquer ensuite trois ouvertures fistuleuses, dont deux furent fermées. Ces deux cas nous semblent extrêmement intéressants.

Nous avons aussi laissé de côté toutes les observations où l'opération américaine a été pratiquée, mais avec les modifications que nous avons signalées en passant (procédés de Sims, Baker-Brown, Simpson, Battey, Atlee).

Nous avons voulu nous occuper exclusivement de celui-ci, d'abord parce que c'est le seul que nous ayons vu pratiquer, ensuite parce que nous ne sommes nullement édifié sur les avantages que les autres modifications de la suture possèdent, aux yeux de leurs auteurs.

OBSERVATION Ire (1).

Fistule vésico-vaginale; opération par le procédé Bozeman. Guérison.

La nommée D..... (Flore), 24 ans, blanchisseuse, de petite taille, fortement constituée, accoucha, le 29 août 1859, d'un enfant mort. Le travail avait duré trente heures; on n'avait fait aucune manœuvre pour terminer l'accouchement.

Huit jours après, lorsque la malade se leva pour la première fois, elle s'aperçut qu'elle perdait ses urines en totalité par le vagin. Pendant un mois, l'écoulement fut continuel dans toutes les attitudes.

La malade entra à Beaujon le 29 septembre 1859, alors que je remplaçais M. Malgaigne.

Je constatai les particularités suivantes : vulve extrêmement large, vagin d'une ampleur considérable. Toutes ces parties sont encore violacées et congestionnées comme dans les premiers jours qui suivent l'accouchement. L'ampleur de la paroi vaginale est telle que l'exploration est extrêmement difficile, à cause des replis volumineux que forme la muqueuse entre les diverses parties du spéculum. Il me fallut plusieurs examens pour découvrir la fistule, située au bas-fond de la vessie, à $0^{m},06$ environ du col de l'utérus, et à une distance un peu plus grande du méat urinaire.

A cette époque, l'orifice fistuleux présentait $0^{m},005$ à $0^{m},006$ de diamètre, et cependant il disparaissait si facilement au milieu des plis du vagin, que je ne pus le retrouver un jour que je me disposais à en cautériser les bords. J'insiste sur ces détails, parce que l'ampleur du vagin, quoique diminuée lors de l'opération qui amena la guérison, n'en fut pas moins une source de gêne et de difficulté pendant cette dernière.

Je crus constater en même temps l'existence d'une seconde fistule, faisant communiquer la cavité vaginale avec la cavité du col utérin. En effet, ce dernier était profondément déchiré en plusieurs endroits, de sorte qu'on ne voyait à sa place qu'une série de mamelons irréguliers, inégaux, séparés par des scissures profondes, et offrant une coloration d'un rouge vif et des ulcérations éparses. Une injection de lait, poussée par la vessie, semblait sortir aussitôt dans

(1) Les notes qui ont servi à la rédaction de cette observation ont été recueillies par M. Waringhen, interne à l'hôpital Necker.

les interstices de ces mamelons, ce qui m'avait fait conclure à l'existence d'une fistule vésico-utérine cervicale. Aussi ai-je été très-surpris d'obtenir une guérison complète en opérant seulement la fistule du bas-fond, sur laquelle je vais revenir. Me suis-je trompé en admettant deux fistules, ou bien la fistule cervicale s'est-elle cicatrisée spontanément? C'est ce que je ne saurais décider. Toujours est-il que l'état de congestion dans lequel se trouvaient les parties génitales me fit différer l'opération, dans l'espoir d'ailleurs que la rétraction inodulaire rétrécirait encore l'ouverture anormale.

Le 22 mars 1860, chargé par intérim d'un service à l'hôpital Necker, je reçus de nouveau la malade. A cette époque, les parties génitales étaient revenues à l'état normal : le col utérin était en partie cicatrisé, quoique offrant encore des vestiges non équivoques des anciennes déchirures. Le vagin, encore très-spacieux, était pâle et sécrétait un mucus séro-purulent, qui se mélangeait à l'urine. L'anneau vulvaire s'était beaucoup rétréci. Les règles s'étaient rétablies depuis trois mois; elles étaient assez abondantes, et, malgré son infirmité, notre malade jouissait d'une belle santé. L'écoulement anormal des urines présentait de grandes irrégularités : tantôt le liquide coulait continuellement et dans toutes les positions; tantôt, au contraire, il était retenu pendant deux ou trois heures dans le décubitus dorsal, mais il s'écoulait toujours aussitôt que la malade était debout depuis quelques minutes, ce qui la gênait singulièrement dans l'exercice de sa profession. De temps en temps, le contact de l'urine avec les grandes lèvres, les cuisses et les fesses, y déterminait de l'érythème, des démangeaisons et des ulcérations superficielles, accidents qui disparaissaient facilement par les bains et les lotions astringentes.

Après quelques jours de préparation, qui ramenèrent la muqueuse et les téguments à l'état normal, je procédai à l'opération le 17 avril.

La fistule n'offrait guère que $0^m,003$ de diamètre; elle était située à $0^m,03$ environ du col de l'utérus, au fond d'une dépression infundibuliforme qu'offrait la paroi vaginale à cet endroit, et qui rendait assez difficile l'accès direct de l'œil à l'ouverture.

Je fus obligé, pour ne pas perdre à chaque instant de vue la fistule, d'y introduire un crochet mousse fortement recourbé, qui soulevait la paroi et effaçait ainsi la dépression dont j'ai parlé. La malade fut placée sur les coudes et les genoux, et je constatai facilement que, dans cette attitude, l'utérus, entraîné vers l'ombilic, entraînait à son tour la fistule très-loin de l'orifice vulvaire, de sorte que le champ de l'opération se trouvait à une très-grande profondeur. La paroi vaginale était, de plus, incessamment déplacée par les efforts et les mouvements respiratoires de la malade; aussi, malgré la minime étendue de la fistule, rencontrai-je des difficultés véritables, qui augmentèrent beaucoup la durée de l'opération.

Abstraction faite de ces difficultés, dues surtout à l'ampleur et à la mobilité du vagin, les divers temps du manuel ne présentèrent rien d'insolite. Malgré la petitesse de la fistule, je n'en fis pas moins l'avivement large d'un bon centimètre, de sorte que, ce temps terminé, la plaie, au centre de laquelle se trouvait la fistule, offrait près de $0^m,025$ dans ses divers diamètres.

Le passage des fils se fit sans difficulté : j'en plaçai quatre, à $0^m,006$ de distance. Je dois noter que l'avivement donna lieu à un écoulement sanguin en nappe, mais assez abondant; il s'arrêta néanmoins sans peine, sous l'influence des applications froides prolongées.

L'opération dura une heure trente-cinq minutes.

La sonde placée dans la vessie fonctionna régulièrement; un petit tampon de charpie fut appliqué dans le vagin par-dessus la plaque, et la malade fut reconduite à son lit. Elle montra pendant toute l'opération une grande fermeté; elle avoua du reste avoir peu souffert : elle était seulement fatiguée de l'attitude qu'elle avait gardée. — 2 pilules de 0 gr. 05 d'extrait gommeux d'opium; diète; peu de boissons.

Le lendemain, elle dit avoir un peu dormi : aucune douleur dans le ventre ni dans le vagin; pas de fièvre; état général excellent; un peu de météorisme de l'abdomen.

Le 19, aucune douleur; le canal de l'urèthre seul est un peu sensible. La sonde fonctionne bien; néanmoins elle est changée. L'urine, un peu sanguinolente le premier jour, est redevenue tout à fait limpide. — On ordonne quelques aliments qui fournissent peu de résidu, tels que bouillon et viande; l'extrait d'opium est continué à la dose de 0 gr. 10 par jour.

Le 21. La sonde est tombée à cinq heures du matin; elle n'a été replacée qu'à huit heures : elle donne alors issue à une notable quantité d'urine; aucune goutte de ce fluide ne s'est écoulée par le vagin, pendant ces trois heures.

Le 22. Quelques douleurs dans le ventre, quelques phénomènes d'embarras gastrique. — Cataplasme sur le ventre; on suspend l'extrait d'opium.

Ces symptômes disparaissent.

Rien de nouveau jusqu'au 25, époque à laquelle les fils ont été enlevés. Cette opération n'offre pas de difficultés, et l'on constate une réunion complète de la plaie. Cependant la ligne répondant à la suture est un peu rougeâtre; j'y passe légèrement le crayon de nitrate d'argent. — Injections émollientes deux fois par jour, faites avec grande précaution dans le vagin, pour entraîner quelques mucosités séro-purulentes qui s'y trouvent.

La sonde est encore maintenue en place sans interruption, pendant deux jours.

Le 28, elle est enlevée pendant deux heures; l'envie d'uriner se manifeste, et rien ne suinte par le vagin. La malade apprend à se sonder elle-même toutes les heures; elle ne garde la sonde à demeure que pendant la nuit.

Le 30, elle se lève, se promène sans sonde, et ne perd pas une goutte d'urine.

5 mai. Nouvel examen du vagin; la cicatrice, très-réduite en dimension, est tout à fait linéaire; on ne la découvre pas sans peine. L'état général est aussi bon que possible.

La malade reste en observation jusqu'au 10 mai, époque de sa sortie. Elle a été revue à plusieurs reprises jusqu'à la fin de juin; la guérison ne s'est pas démentie. L'opérée a repris sa profession de blanchisseuse, qu'elle exerce aussi bien qu'auparavant; elle demeure à Boulogne.

(Cette observation figure au tableau sous le n° 60.)

OBSERVATION II.

Fistule vésico-vaginale. Deux opérations : amélioration considérable après la première, insuccès complet à la seconde.

Ursule B....., 21 ans, entre à l'hôpital Necker le 3 octobre 1859. Deux ans auparavant, au mois d'octobre 1857, elle accoucha pour la première fois sans difficulté. Le second accouchement eut lieu en juillet 1859 : présentation de la tête; le travail dura quarante-huit heures; l'enfant vint au monde mort; on ne fit aucune tentative pour l'extraire, aucune application de forceps.

Dès le lendemain de l'accouchement, la malade s'aperçut qu'elle perdait toutes ses urines par le vagin.

Pendant quinze jours, elle eut, à différentes reprises, des envies répétées d'uriner, qu'il faut attribuer sans doute à l'existence d'une cystite du col. Les lochies coulèrent pendant le temps accoutumé, et la santé se rétablit. Toutefois, comme l'écoulement des urines se faisait toujours involontairement, elle consulta un médecin qui reconnut la fistule et l'engagea à entrer à l'hôpital.

Je la vis pour la première fois le 8 janvier 1860.

C'est une femme de petite taille et de constitution faible : sa santé s'est beaucoup altérée; elle est maigre, et présente tous les signes de la chloro-anémie. Les règles ne se sont point rétablies; le ventre est souvent douloureux : il se développe fréquemment et sans cause connue du météorisme avec anorexie, dégoût, nausées, langue blanche et douleurs assez vives dans les fosses iliaques, ce qui ferait croire à quelques accès de péritonite partielle. Le bassin est bien conformé, la vulve très-étroite, le vagin de petite dimension ; on ne peut faire l'exploration qu'à l'aide du plus petit des spéculums univalves. On découvre alors la fistule au fond du vagin, très-rapprochée du col utérin, de sorte qu'entre ce col et l'ouverture anormale, il existe à peine $0^{m},01$ de paroi vaginale sur la lèvre postérieure de la fistule. La direction de l'ouverture est transversale, située juste au devant de la lèvre antérieure du col de l'utérus, parallèlement à cette lèvre. Son diamètre mesure près de $0^{m},015$; on y introduit facilement l'extrémité du doigt indicateur. Le contour de la fistule est formé, du reste, par des tissus souples, sans brides inodulaires ni indurations. La lèvre antérieure du col est déchirée en plusieurs endroits, et présente une perte de substance évidente.

L'opération présentait dans ce cas quelques difficultés spéciales : en premier lieu, l'étroitesse extrême du vagin restreignait singulièrement le champ opératoire, et rendait difficile le maniement des instruments; la profondeur de la fistule exagérait ces conditions défavorables. En second lieu, la lèvre postérieure de la fistule, c'est-à-dire la portion de paroi comprise entre le museau de tanche et l'orifice anormal, était à peine suffisante pour l'avivement, ce qui forçait d'engager les fils dans l'épaisseur même du tissu utérin.

L'opération fut faite le jeudi 19 janvier; les divers temps en furent longs, et, à plusieurs reprises, il fallut accorder quelque repos à la patiente; on varia à plusieurs reprises la position, et une partie de l'avivement put être exécutée dans la position latérale; il s'écoula une quantité assez minime de sang, et la malade accusa peu de douleurs, si ce n'est toutefois lors du passage des aiguilles dans l'épaisseur de la lèvre antérieure du col. Cette particularité est en contradiction avec la prétendue insensibilité du col utérin : la douleur fut extrêmement marquée, et le même phénomène se représenta avec la même netteté dans la seconde opération. L'opération dura deux heures et demie; sept points de suture furent appliqués et fixés par une plaque de plomb ordinaire. — 0 gr. 10 d'extrait d'opium sont donnés dans la journée; diète, repos sévère dans le décubitus dorsal.

Le lendemain, nulle douleur ni dans le vagin ni dans le bas-ventre ; la malade est complétement remise de la fatigue de l'opération; la sonde fonctionne bien; l'urine est limpide. — Bouillons, potages ; usage continué de l'opium.

Le 21, un peu de fièvre et de sensibilité du ventre. — 1 gr. d'extrait de quinquina; 0 gr. 05 d'opium.

Le 23, la fièvre a cessé, ainsi que les douleurs du ventre; la sonde fonctionne bien; mais son séjour détermine une uréthrite incommode; la malade se plaint assez vivement du changement de la sonde; en effet, la muqueuse uréthrale envoie de petites végétations polypiformes, qui ont pénétré dans les pertuis de la sonde, et qu'on est obligé d'arracher, en enlevant cette dernière, d'où les douleurs et l'écoulement de quelques gouttes de sang.

Le 24, la malade accuse des envies d'uriner, et l'urine s'engage entre les parois du canal et la sonde; celle-ci, en effet, est bouchée, car l'urine est devenue filante et obstrue rapidement les pertuis du cathéter; rien de nouveau jusqu'au 27. A cette époque, se manifestent des envies d'aller à la selle; on donne plusieurs lavements huileux, qui procurent une évacuation abondante.

Ablation des fils le 28. Le vagin renferme une certaine quantité d'urine, ce qui fait prévoir l'insuccès de la suture. Cependant, au premier abord, la réunion paraît complète, et le lieu occupé par l'ancienne fistule offre une belle cicatrice linéaire, blanche et solide; mais on ne tarde pas à apercevoir la voie qui donne passage à l'urine. A l'extrémité droite de la ligne de réunion, on voit une dépression tapissée par une muqueuse rougeâtre, et dont le fond laisse pénétrer un stylet jusque dans la vessie. Ce n'est donc point, à proprement parler, dans le lieu qu'occupait autrefois la fistule qu'existe l'ouverture qui donne actuellement passage à l'urine. Il y a là une perforation nouvelle, sur la production de laquelle je crois utile de donner quelques renseignements.

C'est l'extrémité de la plaque de plomb qui me paraît avoir causé cet accident, et voici, je crois, par quel mécanisme : j'ai déjà dit que le vagin était extrêmement étroit; or la plaque, qui présentait sept trous, avait plus de $0^{m},03$ de longueur. Je n'eus pas la précaution de la courber suffisamment suivant son grand diamètre, d'où il résulte que, le spéculum ôté, la lamelle de plomb, presque rectiligne, appuya par ses extrémités contre la paroi vaginale, qui s'ulcéra par pression au niveau de l'un de ses bouts.

Comme l'ouverture était petite, je ne désespérai pas de la voir se fermer spontanément.

On continua l'usage de la sonde, mais il fallut la changer deux ou trois fois par jour, en raison des qualités de l'urine, dont les dépôts muqueux obstruaient à chaque instant les petits orifices.

Pendant les jours suivants, l'opérée souffrit beaucoup de la cystite et de l'uréthrite. L'usage intérieur du bicarbonate de soude modifia avantageusement les qualités de l'urine, sans faire disparaître toutefois les symptômes de l'irritation vésicale.

Le 21 février, on remplace la sonde métallique par une sonde en gomme élastique, qui amène un peu de soulagement.

Toutefois, au bout de deux jours, il fallut supprimer définitivement ces instruments. A plusieurs reprises, l'urine s'écoula par le vagin, ce qui indiquait la persistance de l'ouverture anormale. La malade est abandonnée à elle-même. On prescrit seulement des bains et des injections émollientes répétées.

Le 5, examen au spéculum; on ne peut découvrir l'orifice fistuleux, qui est cependant démontré par l'écoulement de l'urine par le vagin. Je cautérise avec le nitrate d'argent le lieu présumé de la fistule : pendant vingt-quatre heures, les urines sont retenues dans la vessie et évacuées par l'urèthre.

Le lendemain, l'écoulement vaginal reparaît.

Une seconde cautérisation avec le nitrate d'argent, puis une cautérisation avec l'ammoniaque liquide, amènent encore l'oblitération momentanée de la fistule, mais ne parviennent pas à amener la guérison complète.

Le 10 mars, examen au spéculum ; il est impossible de voir la fistule, ni d'y introduire un stylet de trousse. Une injection laiteuse, poussée par la vessie, fait découvrir la perforation ; elle est si petite, que le fluide accumulé dans la vessie s'échappe dans le vagin, sous la forme d'un jet qui atteint à peine un tiers de millimètre de volume. Malgré sa ténuité, ce pertuis donne passage à la presque totalité de l'urine. Sa position exacte étant bien reconnue, une nouvelle cautérisation au nitrate d'argent est pratiquée, mais sans résultat définitif.

Le 4 avril, après avoir reconnu de nouveau la position de la fistule, je pratique une cautérisation avec le galvano-cautère, en enfonçant le fil de platine jusque dans la vessie. La sonde à demeure est placée et maintenue pendant six jours, au bout desquels les phénomènes de cystite réapparaissent. La cicatrisation est abandonnée à elle-même. L'eschare est tombée, et la fistule est assez large pour admettre une petite sonde de femme.

Cependant elle se rétrécit progressivement, de sorte que, le 18 avril, la malade ne perd plus d'urine lorsqu'elle est couchée ou assise, mais seulement lorsqu'elle est debout et qu'elle marche.

Le 21, l'urine peut être gardée dans toutes les attitudes pendant plus d'une heure. Il en résulte qu'en urinant souvent, la malade peut rester toute une journée sans être mouillée. Elle se considère comme guérie, et malgré mes recommandations, elle demande avec insistance son *exeat*, que je lui refuse. Elle profite d'une absence de deux jours que je fus forcé de faire, pour quitter l'hôpital.

Elle y rentre le 14 mai dans l'état le plus fâcheux; elle a pratiqué le coït et a même contracté un écoulement vaginal; toute la muqueuse est rouge et enflammée; non-seulement la cicatrice obtenue par la cautérisation est détruite, mais encore la plus grande partie de la ligne de réunion obtenue par la première suture. La fistule est aussi grande qu'avant la première opération, mais elle est située d'une manière beaucoup plus défavorable. En effet, elle est maintenant située à droite du col, au fond d'une dépression irrégulière, et il ne reste plus entre elle et le museau de tanche assez d'étoffe pour faire l'avivement sans intéresser le tissu utérin.

Après avoir remédié par un traitement convenable à la vaginite et avoir rétabli par les toniques la santé générale très-détériorée, je procède, le 13 juin, à une nouvelle opération beaucoup plus laborieuse encore que la première, cinq points de suture sont appliqués, et je suis obligé d'engager les fils dans l'épaisseur même du col utérin. Je remplace la plaque unique par cinq petites plaques de plomb isolées. Le traitement consécutif est dirigé comme précédemment; mais la malade, fort docile pendant l'opération, commet au contraire, pendant le traitement consécutif, de nombreuses imprudences; elle va à la selle sans précaution dès le deuxième jour : à plusieurs reprises, la sonde s'échappa et ne fut pas replacée sur-le-champ ; l'opérée essaya même d'uriner seule. Quelque part qu'il faille attribuer à ces infractions, il n'en est pas moins vrai que le 23, en ôtant les plaques et les fils, je constatai un insuccès complet; la fistule était aussi large qu'avant l'opération. Je l'ai examinée depuis; elle n'a rien gagné par la cicatrisation secondaire, de sorte qu'elle n'a retiré aucun fruit des deux opérations qu'elle a subies. Ce résultat m'a contrarié d'autant plus, que j'ai la conviction qu'avec un peu de persévérance, j'aurais converti en guérison radicale l'amélioration si notable obtenue après la première tentative. Je compte réopérer cette malade, sans me dissimuler les difficultés croissantes que je rencontrerai en raison de la disposition actuellement très-défavorable de l'ouverture.

OBSERVATION III.

Observation de fistule vésico-vaginale.

Hôpital Necker, service de M. Foucher (1).

La nommée Marie F....., âgée de 34 ans, journalière, entre à l'hôpital Necker le 2 juillet 1860, et est couchée au n° 23 de la salle Sainte-Marie.

Antécédents. Il y a quatre ans et demi (novembre 1855), à la suite d'un accouchement dont le travail fut pénible, et où l'on fut obligé de recourir à l'emploi du forceps, la malade éprouva une perte légère, et s'aperçut, les jours suivants, qu'elle était mouillée par de l'urine qui s'écoulait du vagin. L'année suivante, la malade eut une seconde grossesse, et après son accouchement se rendit à Toulouse pour se faire opérer. L'opération fut pratiquée, mais sans succès, et la malade revint chez elle sans avoir éprouvé aucune amélioration dans son état. Depuis lors, elle a vécu avec son infirmité; elle a eu une nouvelle grossesse, et est accouchée, trois semaines seulement avant son entrée à l'hôpital, d'un enfant qui a succombé au bout de huit jours.

---

(1) Observation recueillie par M. Thomas.

Examen de la malade. L'état général est bon; la malade est petite, mais forte, très-brune et d'une bonne constitution. Si l'on procède à l'examen de la paroi vésico-vaginale à l'aide du spéculum de Bozeman, on trouve, à l'union du tiers antérieur du vagin avec ses deux tiers postérieurs, une fistule vésico-vaginale longitudinale, offrant une longueur d'environ 2 centimètres. Si l'on introduit une sonde dans l'urèthre et qu'on étale la fistule sur la sonde, on constate que sa largeur est de 3 à 4 millimètres environ. Les bords de la fistule sont mous, rosés, sans le moindre noyau d'induration; la muqueuse vaginale est saine et offre une très-grande laxité; quant à la muqueuse vésicale, elle fait un petit bourrelet rougeâtre autour de l'orifice de la fistule; la peau des grandes lèvres et du pli des fesses est le siége d'un érythème et de desquamation due au contact répété de l'urine.

La malade n'a plus d'envie d'uriner; l'urine coule sans qu'elle éprouve jamais de besoins; quand elle est assise, elle perd très-peu, surtout si elle a la précautiqn de se présenter pour uriner toutes les heures ou toutes les demi-heures.

Comme la malade est arrivée seulement depuis huit jours à Paris, et qu'en outre elle est accouchée depuis trois semaines seulement, l'opération est ajournée, malgré les instances de la malade, pour lui permettre de s'acclimater et de se rétablir des suites de couches. En conséquence, on prescrit à la malade une bonne nourriture et du vin de Bordeaux.

Le 19 juillet, les règles, qui n'avaient pas encore paru depuis l'accouchement, ont coulé, mais en petite quantité, et se sont arrêtées le lendemain.

Rien n'ayant reparu les jours suivants, l'opération est fixée au 25 juillet. Le 24, on ordonne un lavement avec 60 grammes de miel mercuriel, et une pilule d'opium pour le soir. La prescription a été mal exécutée: on a fait prendre à la malade deux lavements dans la journée, l'un le matin, l'autre le soir; on lui a donné ensuite 1 pilule avec 0 gr. 05 d'extrait thébaïque; mais dans la nuit, à trois heures du matin, il a été administré à la malade un troisième lavement, les deux premiers n'ayant produit que des selles peu abondantes, de telle sorte que l'effet de la pilule d'opium, prescrite dans le but de constiper la malade, a été détruit par le troisième lavement.

Malgré cette circonstance défavorable, M. Foucher n'hésite pas à pratiquer l'opération, un retard ne pouvant qu'être préjudiciable à cause de l'impatience qu'a la malade de se voir opérée et de quitter l'hôpital.

Opération. La femme est placée sur un lit, reposant sur les genoux et les coudes, en face de la fenêtre, et l'on introduit le spéculum Bozeman. Mais dans ces conditions, la paroi vaginale antérieure étant mieux éclairée qu'elle ne l'avait été dans les examens antérieurs qu'on avait pratiqués dans la salle même, il est permis de constater, outre la fistule que nous avons précédemment décrite, la présence d'une seconde fistule, située plus profondément, offrant la même direction et à peu près les mêmes dimensions que la première, et siégeant sur le tiers postérieur de la paroi du vagin, et comprenant la lèvre antérieure du col dans ses limites en arrière; les limites latérales sont formées par deux monticules recouverts par la muqueuse vaginale, et entre lesquels est situé profondément l'orifice de la fistule.

M. Foucher procède immédiatement à l'avivement des bords de la fistule antérieure; puis, comme le succès de l'opération serait compromis par la présence de l'urine qui coulerait de la seconde fistule, il avive également les bords de cette dernière.

Après ce temps de l'opération, qui dura deux heures, la malade, fatiguée, fut renvoyée dans son lit. et ramenée à l'amphithéâtre à une heure et demie, pour que dans une seconde séance, on fît les points de suture. Dans l'intervalle qui s'écoula entre les deux séances de l'opération, la malade eut deux selles sous l'influence du lavement qu'elle avait pris dans la nuit.

Les points de suture sont pratiqués en fil d'argent réunis sur une plaque de plomb, selon la méthode américaine, qui a du reste été fidèlement suivie dans tous les temps de l'opération ; dix points de suture sont appliqués pour la fistule profonde, et six pour la fistule antérieure.

La cavité du vagin est remplie d'un tampon de charpie; une sonde est introduite à demeure dans la vessie, et la malade est renvoyée dans la salle à quatre heures du soir.

On prescrit de l'opium pour le soir, dans le but de constiper la malade.

26 juillet. La malade a passé une bonne nuit; l'urine coule par la sonde, et il n'y a pas eu d'écoulement de sang.

Le 27, la sonde est changée, et l'introduction se fait sans difficulté.

Le 28, on prescrit un bain.

Le 29. La malade est fatiguée par un ballonnement du ventre assez considérable, il y a de la tympanite.— Injection dans le vagin.

Le 30. On change de nouveau la sonde, qui était obstruée; la vessie contenait une assez grande quantité d'urine, et malgré cela l'introduction du doigt dans le vagin permet de constater qu'il n'y a pas eu d'écoulement d'urine par cette voie.

Aujourd'hui, 2 août, la malade est dans de très-bonnes conditions, et tout fait espérer une terminaison favorable. Le soin avec lequel les bords de la plaie ont été avivés pour ne pas atteindre la muqueuse vésicale, puis avec lequel les bords ainsi avivés ont été réunis; les précautions minutieuses prises pour s'assurer que les surfaces saignantes ont été bien exactement affrontées; l'écoulement constant de l'urine par la sonde, et enfin ce fait que l'urine a pu être conservée dans la vessie en quantité assez notable, alors que la sonde était obstruée, sont des conditions qui peuvent à juste titre faire prévoir le succès de l'opération, sans toutefois qu'il soit permis de l'affirmer.

Les points de suture n'ont pas encore été enlevés, et M. Foucher ne les enlèvera que dans deux jours.

Cette observation, qui, comme on le voit, n'est pas encore complète, n'a été mise ici que comme un fait très-important de complication dans le manuel opératoire. Ces complications, qui ont exigé une manœuvre de quatre heures et demie et seize points de suture, ont été dues surtout à l'extrême difficulté de constater le siége précis de la seconde fistule, et surtout à la grande gêne que causèrent, pendant l'avivement, les deux renflements qui cachaient, au fond de la fente qui les séparait, l'orifice de cette fistule. M. Foucher a lutté avec un succès complet contre toutes ces difficultés. Les deux plaques qui supportaient l'une dix et l'autre six points de suture ont été échancrées pour pouvoir s'appliquer sur les lignes d'adossement respectives, sans empiéter l'une sur l'autre; elles ont été placées toutes deux, comme la réunion des plaies l'exigeait, dans le sens longitudinal. Aucune partie du vagin n'était tiraillée.

Il faut remarquer, en outre, que cette courageuse malade ne se plaignit que très-peu, et que toutes les fois que nous lui demandions si elle était fatiguée, sa réponse était négative. La fatigue qu'elle éprouvait était réelle cependant, mais elle n'était pas en rapport avec la durée si prolongée de l'opération, et au bout de quelques heures elle était parfaitement remise.

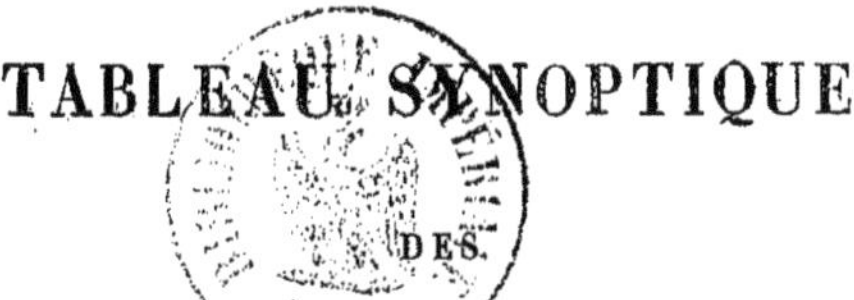

TABLEAU SYNOPTIQUE

DES

OBSERVATIONS DE FISTULES VÉSICO-VAGINALES

OPÉRÉES PAR LE PROCÉDÉ AMÉRICAIN,

modifié par M. Bozeman.

N° D'ORDRE.	NOM du CHIRURGIEN.	NOM de la MALADE.	AGE.	NOMBRE D'ACCOUCHEMENTS.	REMARQUES sur L'ACCOUCHEMENT.	DATE DES FISTULES.	NOMBRE DES FISTULES.	SIÈGE et CARACTÈRE DES FISTULES.	NOMBRE DES OPÉRATIONS.	DATE des OPÉRATIONS.	NOMBRE des points DE SUTURE.	RÉSULTATS. MORT.	INSUCCÈS.	AMÉLIORATION.	GUÉRISON.	REMARQUES.	SOURCES BIBLIOGRAPHIQUES.
1	BOZEMAN......	M. (mulâtresse)	?	1	Travail duré 40 heures. Enfant volumineux. Application d'instruments.	3 ans.	1	Près du col de l'utérus, pouvant admettre une bougie n° 6.	1	12 mai 1852.	?				1	Trois opérations par le procédé de SIMS avaient été suivies d'insuccès complet.	BOZEMAN. *Remarks on vesico vaginal fistule, with an account of a new mode of suture.* 1854. Montgomery. Brochure in-8. Obs. Ire.
2	»	Kitty.	18	2	Travail duré 3 jours. Enfant volumineux. Embryotomie.	7 mois.	2	Une de 9 lignes de diamètre, l'autre beaucoup plus petite.	2	La 1re le 12 juin 1855. La 2e le 23 août 1855.	La 1re 4 points La 2e 3 points				2		Ib. Obs. II.
3	»	Dinah.	47	3	Travail duré 36 heures. Ne se rappelle pas si on a appliqué des instruments.	18 ans.	2	Une pouvant admettre un doigt, l'autre plus petite.	2	La 1re le 5 juillet 1855. La 2e le 10 septembre 1855.	La 1re, pas d'indication. La 2e 2 points				2		Ib. Obs. III.
4	»	.... (mulâtresse)	25	1	Travail duré 3 jours. Ne sait pas si on a appliqué des instruments.	9 ans.	2	Une à deux pouces du col de l'utérus, l'autre plus large près de l'urètre.	2	10 septembre. 18 octobre.	La 1re, pas d'indication. 2 points à la 2e fistule.				2		Ib. Obs. IV.
5	»	Mrs H. of Troup Country.	34	3	Travail duré 2 à 3 jours. Craniotomie.	5 ans.	1	Fistule intéressant le col de l'utérus.	3	La 1re le 30 avril 1856. La 2e le 3 juin de la même année et la 3e quelques jours après.	4 la 1re. 3 la 2e. 3 la 3e.		1	1	1		BOZEMAN. *Urethro-vaginal and vesico-vaginal fistules.* 1857. Montgomery. Brochure in-8. Obs. V.
6	»	Mrs H. of Auburn.	46	9	Travail duré 36 heures. Enfant volumineux. Application d'instruments.	14 ans.	1	Petite fistule compliquée de déchirure de la lèvre antérieure du col.	2	L'indication manque.	3 points la 1re. L'indication manque pour la 2e.		1		1	Deux opérations par SIMS avaient diminué la fistule.	Ib. Obs. VI.
7	»	Amanda.	19	1	Travail duré 5 jours. Craniotomie.	1 an.	1	Large fistule intéressant le col, 15 lignes de diamètre transversal.	1	Le 30 mai 1856.	6 points.				1		Ib. Obs. VII.
8	»	Minerva.	24	3	Travail duré 2 ou 3 jours. Enfant volumineux, mort. Instruments.	18 mois.	1	Large fistule occupant presque tout le fond de la vessie et le trigone vésical.	1	Le 12 juillet 1856.	8 points.				1		Ib. Obs. VIII.
9	»	Ann. of Lumpkin.	22	1	Travail duré 60 heures. Enfant volumineux, mort. Application d'instruments.	18 mois.	1	Fistule à 3 lignes de l'urètre, ayant 9 lignes de diamètre.	1	Le 16 décembre 1856.	4 points.				1		Ib. Obs. IX.
10	»	Julia.	37	3	Travail duré 4 jours. Enfant volumineux, mort. Instruments.	13 ans.	1	Large fistule avec hernie de la vessie.	1	Le 21 décembre 1856.	8 points.				1	Cas remarquable. Tentative d'occlusion du vagin, suivie d'insuccès. Cure complète par la plaque.	Ib. Obs. X.
11	»	Nancy.	27	3	Travail duré 5 jours. Version.	?	3	2 fistules et déchirure de l'urètre.	3	La 1re le 15 février 1857. La 2e le 8 mars. La 3e le 19 mai.				1	2	Ce cas est remarquable. On avait déjà opéré la malade par le procédé de SIMS. On avait ensuite tenté l'occlusion du vagin, qui avait en partie réussi. M. BOZEMAN a été obligé de restaurer le vagin avant de pratiquer son opérat.	Ib. Obs. XI.
12	»	Mrs S. of Arkansas.	29	1	Travail duré 60 heures. Enfant volumineux. Application du forceps.	8 ans.	1	Fistule de 9 lignes de diamètre, près du col de la vessie.	1	Le 20 mars 1857.	4 points.				1		Ib. Obs. XII.

N^os^ d'ordre.	Nom du chirurgien.	Nom de la malade.	Age.	Nombre d'accouchements.	Remarques sur l'accouchement.	Date des fistules.	Nombre des fistules.	Siége et caractère des fistules.	Nombre des opérations.	Date des opérations.	Nombre des points de suture.	Résultats. Mort.	Insuccès.	Amélioration.	Guérison.	Remarques.	Sources bibliographiques.
13	Bozeman......	Jane, of Montgomery.	20	2	Le 1er accouchement à 13 ans. Travail dure 48 h. au 2e accouchement. Application du forceps. Enfant vivant.	14 ans.	1	Fistule compliquée de perte totale de la partie vaginale du col de l'utérus.	1	Le 8 mai 1857.	6 points.				1		Bozeman. *Urethro-vaginal and vesico-vaginal fistules.* 1857. Montgomery. Brochure in-8. Obs. XIII.
14	»	Mrs R. of Louisiana.	32	1	Travail dure 78 heures. Pas d'instruments.	12 ans.	3	2 fistules vésico-vaginales, et déchirure de l'urètre.	2	La 1re le 22 avril. La 2e le 21 mai 1857.	2 sutures la 1re, 2 sutures la 2e		1		1		Ib. Obs. XIV.
15	»	Anne, of West-Point.	25	4	Travail dure 4 jours. Enfant volumineux, mort.	1 an.	3	L'une compliquée d'érosion du col de l'utérus. Les deux autres plus petites, à quelques lignes de la première.	3	La 1re le 5 mai. La 2e le 18 juin. La 3e le 26 juillet 1857.	1re 4 points. 2e 6 points. 3e 5 points.			1	2	Des trois fistules, deux ont guéri. Il reste une seule petite ouverture que M. Bozeman se propose d'opérer.	Ib. Obs. XV.
16	»	Mrs L. of Crawford.	18	1	Travail dure 44 heures. Enfant volumineux. Pas d'instruments.	6 mois.	1	Au bas-fond de la vessie, 9 lignes de diamètre. Rétrécissement du vagin.	1	20 mai 1857.	4 points.				1		Ib. Obs. XVI.
17	»	Rachel.	22	2	3 jours en travail. Instruments.	5 ans.	1	1 pouce de diamètre transversal. Rétrécissement du vagin.	1	7 juillet 1857.	5 points.				1		Ib. Obs. XVII.
18	»	Ann, of Montgomery.	28	2	2 jours en travail. Pas d'instruments.	10 ans.	1	Petite fistule intéressant le col de l'utérus.	1	18 juillet 1857.	3 points.				1		Ib. Obs. XVIII.
19	»	Jane, of Columbus.	28	6	8 jours en travail. Enfant volumineux. Pas d'instruments.	9 mois.	1	Fistule vésico-vaginale, pouvant admettre deux doigts, près du commencement de l'urètre.	1	7 septembre 1857.	5 points.				1		Ib. Obs. XIX.
20	»	Mrs .... of Greenville, Alabama.	33	5	60 heures en travail. Enfant très-volumineux. Craniotomie.	5 ans.	1	Large fistule intéressant le col de l'utérus, pouvant admettre trois doigts.	2	Novembre 1857.	La 1re 8 points		1		1		*The New-Orleans med. and surgical Journ.* March, 1860. Bozeman on urath.-vag., ves.-vag., etc. P. 180. Obs. XX.
21	»	Louisa (mulâtresse).	18			2 ans.	2	L'une fistule située à un pouce du col vésical, pouvant admettre le bout de l'index. Autre plus petite, à un pouce de la première.	2	Janvier 1858.	La 1re 7 points			1	1	Fistule causée par l'opération de la taille.	Ib. Obs. XXI
22	»	Mrs O.... of Conyers, Georgia.	41	9	24 heures en travail. Terminaison naturelle.	8 ans.	1	Fistule au bas-fond de la vessie, pouvant admettre deux doigts.	1	Mars 1858.	7 points.				1	Deux ans après, la guérison se soutient (Bozeman).	Ib. Obs. XXII.
23	»	Mrs F. of Elkton Kentucky.	26	1	17 heures en travail. Terminaison naturelle.	2 ans.	1	Fistule comprenant le trigone vésical et le commencement de l'urètre corresp. à l'axe du vagin.	1	26 mars 1858.	4 points.				1		Ib. Obs. XXIII.
24	»	Mulâtresse.	28	8	Accouchement de jumeaux. 52 h. en travail. Application de forceps au 2e fœtus.	2 mois.	1	Énorme fistule admettant 3 doigts dans la vessie, presque circulaire.	1	3 avril 1858.	10 points.				1		Ib. Obs. XXIV.
25	»	Mary (mulâtresse).	30	6	48 heures en travail. Tête extrêmement développée. Craniotomie.	7 ans.	3	2 fistules vésico-vaginales, et une recto-vaginale	5	16 mars 1858. 3 avril.	La 1re 9 points		2	2	1		Ib. Obs. XXV.

N° d'ordre.	NOM du CHIRURGIEN.	NOM de la MALADE.	AGE.	NOMBRE D'ACCOUCHEMENTS.	REMARQUES sur L'ACCOUCHEMENT.	DATE DES FISTULES.	NOMBRE DES FISTULES.	SIÉGE et CARACTÈRE DES FISTULES.	NOMBRE DES OPÉRATIONS.	DATE des OPÉRATIONS.	NOMBRE des points DE SUTURE.	RÉSULTATS. MORT.	INSUCCÈS.	AMÉLIORATION.	GUÉRISON.	REMARQUES.	SOURCES BIBLIOGRAPHIQUES.
26	Bozeman......	Mathilde.	21	1	Emploi d'instruments.	4 ans.	3	2 fistules vésico-vaginales, et une urétro-vaginale.	10	1857-58.	—		10			Les dates des opérations manquent, mais, comme on peut bien le penser, cette malade est restée longtemps entre les mains de M. Bozeman, puisqu'il en donne déjà une notion dans son article de juillet 1857, et elle est sortie de l'hôpital en avril 1858.	*The New-Orleans med. and surgical Journ.* March, 1860. Bozeman on ureth.-vag., ves.-vag., etc. P. 180. Obs. XXVI.
27	»	Mrs Mary Calrney.	35	2	30 heures de travail difficile. Accouchement par instruments.	9 ans.	1	Fistule de la grandeur de *six pence* au bas-fond de la vessie.	1	Août 1858.	4 points.				1		*The Glasgow medical Journal.* Tome VI. 1858-59. Page 320. Obs. publiée par M. Buchanan, chirurgien de l'infirmerie royale de Glasgow.
28	»	Cath....	28	1	88 heures en travail. Forceps.	4 ans.	1	Fistule près du col de l'utérus, pouvant admettre le bout de trois doigts.	1	4 août 1858.	7 points.	1				On a trouvé à l'autopsie des signes d'inflammation et gangrène du tissu cellulaire, péritonite, etc., etc. Bozeman, Lettre au rédacteur du *Medical Times and Gazette*, 1858.	Obs. publiée par M. Keller dans l'*Edimbourg med. Journ.* 1858. Page 330.
29	»	Dubocq.	35	9	Présentation de siége. 12 heures en travail.	4 mois.	1	Fistule vésico-vaginale de 0m,035' de diamètre.	1	16 novembre 1858.	10 points.			1		Déjà opérée par M. Verneuil et par M. Robert.	*Gazette des Hôpitaux*, 1859, janvier; et *Leçons de clinique chirurgicale*, par M. Robert. Page 148.
30	Pollock......	....	36	1	Travail très-long. Craniotomie.	2 ans.	1	Large fistule au bas-fond de la vessie.	2	12 août 1858. 13 mars.		1		1		On trouva à l'autopsie un rein très-malade, contenant plusieurs calculs. Un petit calcul était descendu dans la vessie. Le chloroforme a été appliqué.	*Medical Times and Gazette.* 26 mars 1859. Page 315.
31	Baker-Brown..	Deborah P....	22	1	48 heures en travail. Accouchement par les instruments.	2 mois.	1	Fistule près du col utérin, admettant une sonde ordinaire.	1	15 octobre 1856.	3 points.				1		Baker-Brown : *On vesico-vaginal fistula, etc.* London, 1858. Brochure in-8. Obs. *I.*
32	»	Mrs K.	22	1	Travail long. Application de forceps.	6 semaines.	1	Fistule située à l'union de la vessie avec l'urètre, admettant une bougie ordinaire.	1	2 février 1858.	3 points.			1		Cette fistule a été guérie quelques jours après par une cautérisation.	Ib. Obs. II.
33	»	Elizabeth Tranter.	36	2	48 heures en travail. Application d'instruments.	3 ans.	1	Large fistule transversale au bas-fond de la vessie, pouvant admettre deux doigts; grande perte de substance.	6	La 1re le 19 décembre 1856. La 2e quelques semaines après. La 3e quelques jours après la 2e. La 4e le 7 décembre 1857. La 5e le 17 février 1858. La 6e le 24 février 1858.			2	3	1	Outre ces six opérations, cette malade en avait déjà subi trois par d'autres procédés.	Ib. Obs. III.
34	»	Mrs N. Rotherhithe.	28	1	36 heures en travail. Application du forceps.	4 ans.	1	Fistule au bas-fond de la vessie, admettant une sonde ordinaire.	1	3 mars 1858.					1		Ib. Obs. IV.

N° D'ORDRE.	NOM du CHIRURGIEN.	NOM de la MALADE.	AGE.	NOMBRE D'ACCOUCHEMENTS.	REMARQUES sur L'ACCOUCHEMENT.	DATE DES FISTULES.	NOMBRE DES FISTULES.	SIÉGE et CARACTÈRE DES FISTULES.	NOMBRE DES OPÉRATIONS.	DATE des OPÉRATIONS.	NOMBRE des points DE SUTURE.	RÉSULTATS. MORT.	INSUCCÈS.	AMÉLIORATION.	GUÉRISON.	REMARQUES.	SOURCES BIBLIOGRAPHIQUES.
35	BAKER-BROWN..	Ellen Welch.	25	1	52 heures en travail. Application d'instruments.	6 semaines.	1	Fistule située tout près du col utérin. 8 lignes de diamètre transversal.	1	21 avril 1858.					1		BAKER-BROWN : *On vesico-vaginal fistula, etc.* London, 1858. Brochure in-8. Obs. V.
36	»	Margaret Dancer.	26	1	3 jours en travail. Pas d'instruments.	2 mois.	1	Fistule ayant un pouce de diamètre, située près du col de la vessie.	2	La 1re le 19 mai. La 2e le 16 juin 1858.	3 points à la 1re et à la 2e			1	1		Ib. Obs. VI.
37	»	A. T.	25	2	4 jours en travail. Enfant volumineux.	18 mois.	1	Près du col de l'utérus, admettant deux doigts.	1	10 juin 1858.	8 points.				1		Ib. Obs. VII.
38	»	M. A. S.	35	2	2 jours en travail. Enfant volumineux. Application de forceps.	14 mois.	1	Intéressant la lèvre antérieure du col de l'utérus, admettant un doigt.	1	12 juin 1858.	5 points.				1		Ib. Obs. VIII.
39	»	C. G.	33	4	24 heures en travail. Craniotomie.	14 mois.	1	Près du col de l'utérus, admettant le bout du petit doigt.	1	30 juin 1858.	4 points.				1		Ib. Obs. IX.
40	»	Mrs Mc.	26	3	2 jours en travail.	5 ans.	1	Près du col utérin, admettant une bougie ordinaire.	1	19 juillet 1858.	5 points.				1		Ib. Obs. X.
41	»	J. P.	20	?	Travail long et très-douloureux. Application d'instruments.	7 mois.	1	Large fistule pouvant admettre trois doigts. Perte de substance considérable.	2	La 1re le 17 décembre 1857. La 2e le 27 juillet 1858.	7 points à la 1re opérat.		1		1	Il y avait des adhérences consid. qui ont nécessité le débridement préalable des part. molles de leur attache au pubis	Ib. Obs. XI.
42	»	Rachel K.	22	1			1	Fistule située à un demi-pouce du col utérin, du diamètre de six pence.	1	27 octobre 1858.					1		FOLLIN. *Examen de quelques nouveaux procédés opératoires pour le traitement des fistules vésico-vaginales.* Labé, 1860. Br. Page 57. Obs. XIV.
43	»	Charlotte H.	27	non primipare.			1	Fistule de petit diamètre, intéressant le col de l'utérus.	1	27 octobre 1858.					1		Ib. Page 58. Obs. XV.
44	»	Sarah M.	33	1			2	Fistule de l'étendue d'un shilling au bas-fond de la vessie. Urètre détruit dans toute son étendue.	2	La 1re le 3 novembre 1858. La 2e le 4 décembre 1858.				1	1		Ib. Obs. XVI.
45	»	Eliza Z.	29	1			1	Fistule près du col utérin du diamètre de six pences.	1	4 novembre 1858.				1		La partie de la fistule qui n'a pas été guérie par première intention s'est fermée par granulation.	Ib. Obs. XVII.
46	»	Jane B.	26	1			1	Fistule près du col utérin du diamètre d'une demi-couronne.	2	La 1re le 2 novembre 1858. La 2e le 24 janvier 1859.				1	1		Ib. Obs. XVIII.
47	»	M. D.	30	non primipare.			1	Fistule de l'étendue d'une demi-couronne, à la jonction de l'urètre et du col de la vessie.	2	La 1re le 1er novembre 1858. La 2e le 12 janvier 1859.				1	1		Ib. Obs. XIX.
48	»	J. C.	19	1			1	Fistule du diamètre d'un florin, à un demi-pouce du col utérin.	2	La 1re le 23 janvier 1859. La 2e le 21 février 1859.				1	1		Ib. Obs. XX.

Nos d'ordre.	Nom du chirurgien.	Nom de la malade.	Age.	Nombre d'accouchements.	Remarques sur l'accouchement.	Date des fistules.	Nombre des fistules.	Siége et caractère des fistules.	Nombre des opérations.	Date des opérations.	Nombre des points de suture.	Résultats. Mort.	Insuccès.	Amélioration.	Guérison.	Remarques.	Sources bibliographiques.
49	Baker-Brown.	A. B.	44	non primipare.			1	Fistule vesico-utero-vaginale de deux pouces et demi de diamètre transversal, intéressant le col utérin.	1	14 février 1859.	7 points.		1			Cette malade a guéri à la suite d'une seconde opération par le procédé de Baker-Brown.	Follin. *Examen de quelques nouveaux procédés opératoires pour le traitement des fistules vésico-vaginales.* Labé, 1860. Br. Page 57. Obs. XXI.
50	»	B. O.	32				1	Fistule d'un diamètre assez étroit (vesico-vaginale).	3	17 mars 1857. 22 avril 1857. 12 mai 1857.			1	1	1	Avant les trois opérations que nous indiquons, cette malade en avait déjà subi une par le procédé de Baker-Brown.	Ib. Obs. XXII.
51	»	A. S.	58			13 ans.	1	Fistule large comme une demi-couronne, dirigée transversalement à la jonction du corps avec le col de la vessie.	1	3 mars 1859.	0 points.			1		Guérie après deux nouvelles opérations par le procédé de Baker-Brown.	Ib. Obs. XXIII.
52	»	H. H.	35	non primipare.			1		1	24 mars 1859.	2 points.				1	Une première opération non spécifiée avait rétréci la fistule.	Ib. Obs. XXIV.
53	Brickell.....	(Irlandaise).	?	?		?	1	Fistule de 9 lignes de diamètre transversal.	1	—				1			*New-Orleans medical news and hospital Gazette.* N° 9. November 1858. Page 578.
54	»	(Négresse).	35	9	Travail long.	?	1	Fistule de 10 lignes de diamètre transversal, à égale distance de l'utérus et de la vulve.	1	—					1		Ib.
55		Mary M. (Irlandaise).	?	?	Travail long.	?	1	Fistule de 15 lignes de diamètre au bas-fond de la vessie.	2	16 janvier 1858.				1	1		Ib.
56		Mary Ann Niebel.	41	8	Travail long. Manœuvres mal faites.	3 ans.	1	Large fistule, pouvant laisser passer un œuf de poule.	1	23 janvier 1859.	5 points.				1		Ib. 1859, March. Page 13.
57	Wallace	A. M.	29	1	Plusieurs jours en travail. Emploi des instruments.	6 mois.	1	Fistule de 5 lignes de diamètre, à un pouce de la lèvre antérieure de l'utérus.	1								*The Glasgow med. Journ.* 1857-1858. Vol. V.
58	Schuppert....	....	34	2	11 heures en travail.		1	Fistule de 5 lignes de diamètre, située près du col de la vessie.	1	26 février 1858.	5 points.				1		*New-Orleans medical news and hospital Gazette.* April 1858. Vol. V. n° 11, page 77.
59	Follin	Marie Sauvage.	36	1	9 heures en travail.		1	Fistule à 2 centimètres et demi du col de l'utérus. 2 centimètres de diamètre transversal, et 1 centimètre et un quart antér. postér.	1	28 avril 1859.	9 points.				1		Follin. *loc. cit.*, page 30.
60	Verneuil.....	Damont (Flore).	24	1	30 heures en travail. Accouchement naturel.	7 mois.	1	Fistule à 0m,03 du col de l'utérus, 0m,003 de diam.	1	17 avril 1860.	4 points.				1		Inédite.
61	»	Ursule Dourson.	21	2	Présentation de la tête. 48 heures en travail. Pas de manœuvres.	6 mois.	1	Fistule très-près du col de l'utérus, transversale, 0m,015 de diamètre.	2	La 1re le 19 janvier. La 2e le 13 juin 1860.	1re 7 points. 2e 5 points.		1	1			Inédite.

N[os] d'ordre.	Nom du chirurgien.	Nom de la malade.	Age.	Nombre d'accouchements.	Remarques sur l'accouchement.	Date des fistules.	Nombre des fistules.	Siége et caractère des fistules.	Nombre des opérations.	Date des opérations.	Nombre des points de suture.	Résultats. Mort.	Insuccès.	Amélioration.	Guérison.	Remarques.	Sources bibliographiques.
62	Eben Watson.	Mrs P.	26	4	Travail très-long, terminé par les instruments.	1 an.	1	Large fistule admetta deux doigts, près du c utérin.	1	28 janvier 1859.	6 points.				1		*Medical Times and Gazette*, n° 521, 1860; june 23. P. 616.
63	»	Mrs D.	27	1	Travail long.	4 ans.	1	Fistule circulaire, d 6 lignes de diamètre.	1	8 avril 1859.	3 points.				1		Ib., page 617.
64	»	Mrs M. D.	17	1	3 jours en travail. Application d'instruments.	7 ans.	1	Fistule admettant un ca théter n° 8, près du col d l'utérus.	1	28 mai 1859.					1	Neuf mois après, accouchement prématuré à huit mois de la grossesse. Pas de déchirure de la cicatrice.	Ib.
65	»	Mrs T.	28	3	Application du forceps.	3 ans.	1	Petite fistule située à pouce et demi de l'entr du vagin.	1	18 juillet 1859.	2 points.				1		Ib.
66	»	Mrs M. R.	39	7		3 ans.	1	Fistule pouvant admett le bout du petit doigt, pr du col utérin.	1	23 août 1859.	2 points.				1		Ib.
67	»	Mrs R.	30	1	3 jours en travail. Application d'instruments.	3 ans.	1	Fistule circulaire admet tant un doigt, près du c utérin.	1	4 février 1860.	4 points.				1		Ib.
68	»	Mrs R.	27	1		1 an.	1	Fistule admettant doigt.	1	10 mars 1860.	4 points.				1		Ib., page 618.

TROISIÈME PARTIE.

QUELQUES CONSIDÉRATIONS SUR LES RÉSULTATS FOURNIS PAR LE PROCÉDÉ AMÉRICAIN, MODIFIÉ PAR M. BOZEMAN.

Nous allons entrer dans quelques détails analytiques sur les résultats de cette opération dans les 68 cas dont nous avons résumé l'histoire.

Résultats généraux. Les 68 malades présentaient 83 fistules, réparties comme il suit :

58 avaient une seule fistule,
5 deux fistules,
5 trois fistules.

Ces fistules réclamèrent 110 opérations dont le détail est le suivant :

45 fois une seule opération,
16 deux,
4 trois,
1 cinq,
1 six,
1 dix.

Les 110 opérations donnèrent le résultat suivant :

63 guérisons,
23 améliorations,
22 insuccès,
2 morts.

Sur les 63 guérisons, 44 furent obtenues à la première opération.

Résultat suivant le siége des fistules.

Des 83 fistules, 28 étaient vésico-utéro-vaginales, ou situées tout près du col de l'utérus.

24 étaient seulement vésico-vaginales.

20 fistules étaient uréthro-vaginales ou uréthro-vésico-vaginales.

Les opérations pratiquées pour les 28 fistules vésico-utéro-vaginales donnèrent :

24 guérisons,
1 amélioration,
2 insuccès,
1 mort.

Des 24 guérisons, 19 ont été obtenues avec une seule opération.

Les opérations faites sur les 24 fistules vésico-vaginales donnèrent :

16 guérisons,
11 améliorations,
17 insuccès,
1 mort.

Ce résultat, qui paraîtra assez favorable, ne l'est pas en réalité autant qu'on le croirait. En effet, qu'on regarde le tableau synoptique des observations, et qu'on cherche d'abord le n° 26 (Bozeman). Cette malade, dont le courage méritait certainement un meilleur sort, est la première qui ait été jugée incurable par M. Bozeman lui-même. Elle avait deux fistules vésico-vaginales et une uréthro-vaginale. Après 10 opérations dont quelques-unes pourtant avaient réussi en partie, cette pauvre femme vit son affection redevenir aussi grave qu'elle était avant le traitement. M. Bozeman dit qu'une tendance spéciale de la muqueuse vaginale à la suppuration avait fait, chez cette malade, échouer tous ses efforts.

Vient ensuite le n° 33 (Baker-Brown). Cette malade, déjà opérée trois fois par d'autres méthodes, fut opérée six fois par M. Baker-Brown. Sa fistule, très-large, pouvant admettre deux doigts, fut enfin guérie à la sixième opération.

La malade n° 25, enfin, opérée cinq fois, était affectée de deux fistules vésico-vaginales et d'une fistule recto-vaginale ; elle n'a pu guérir complétement, malgré tous les efforts de M. Bozeman. Ces trois cas malheureux surchargent le chiffre des opérations échouées; mais, si chez ces malades le nombre des insuccès a été si considérable, cela tient à ce que chez la première il y avait, outre les trois ouvertures accidentelles, une malheureuse tendance à la suppuration ; chez la deuxième, une immense perte de substance; et chez la troisième, une triple ouverture qui constitue une complication très-sérieuse à la réussite du traitement.

Sur les 16 guérisons, 10 ont été obtenues à la première opération.

Enfin les opérations faites pour les 20 fistules uréthro-vaginales ou uréthro-vésico-vaginales donnèrent :

14 guérisons,
6 améliorations,
1 insuccès.

Des 14 guérisons, 11 furent obtenues à la première opération.

Un certain nombre de fistules, dont le siége précis n'est pas donné par les auteurs, ne pouvait pas être classé dans ces trois catégories; elles sont comptées dans le total général des opérations.

Remarques sur les résultats précédents. On pourra peut-être nous objecter que l'opération américaine ne donne pas des résultats bien supérieurs à ceux des autres méthodes et procédés. Nous répondrons que cela tient à la manière dont nous avons fait notre relevé, qui est peu propre à obscurcir les échecs qu'on a éprouvés.

Si nous avions voulu présenter les chiffres des résultats de cette opération sous un jour plus brillant, nous aurions pu, comme on le fait généralement, taire le nombre des opérations qui ont été pratiquées sur un même individu avant d'obtenir la guérison, et ne donner que le résultat définitif du traitement.

Nous éviterions, en agissant ainsi, de surcharger le chiffre des insuccès, en comptant un grand nombre d'opérations pratiquées sur le même sujet. Ainsi cette malheureuse femme (n° 26, tabl.), opérée dix fois par M. Bozeman, n'aurait figuré que pour un insuccès. Les malades nos 25 et 33 auraient compté, la première pour une amélioration, la seconde comme une guérison. Le chiffre des insuccès se trouverait singulièrement diminué.

Nous aurions pu faire encore mieux. Que dirait-on, en effet, si, mettant de côté les observations de quelques chirurgiens moins favorisés, nous ne donnions que le résultat de la pratique de quelques-uns? si nous ne présentions, par exemple, que le tableau des observations de M. Eben Watson?

7 malades présentant 7 fistules.
7 opérations........ 7 guérisons.

Nous n'avons pas voulu faire cela : la vérité s'y opposait. Nous avons pensé que deux opérations faites sur le même individu devaient fournir deux chiffres à la statistique.

Et qu'on ne nous dise pas que cette manière de voir est fausse, attendu que les premières opérations favorisent celles qui les suivent, en réduisant la largeur de la solution de continuité, et qu'on se trouverait avoir fait des opérations en plusieurs temps. A cela, nous répondrions que s'il arrive ainsi quelquefois, il n'en arrive pas moins souvent aussi, de l'aveu de plusieurs chirurgiens, que de petites ouvertures, que l'on croirait très-faciles à fermer, sont justement celles qui déjouent le plus souvent les efforts de l'opérateur. L'étendue de la fistule, abstraction faite des cas où elle atteint des proportions énormes, où elle offre des complications soit de nombre, soit de nature, ne modifie en rien le pronostic de l'opération. Notre tableau donc, loin de flatter le procédé que nous exposons, le juge sévèrement ; car non-seulement nous mettons en évidence chaque résultat incomplet ou nul, mais encore, dans les cas douteux, nous avons plutôt penché vers l'incrédulité et rejeté ainsi dans les insuccès des cas où les auteurs *croyaient* seulement à une amélioration, et dans celles-ci des cas où la guérison s'est effectuée quelque temps plus tard par les seuls efforts de la nature ou à l'aide de quelques cautérisations.

En définitive, tels qu'ils se présentent, ces résultats sont assez beaux pour modifier profondément le pronostic des fistules urinaires vaginales. Rebelles jusqu'à ce jour aux effets des hommes de l'art, au point qu'un grand nombre d'entre eux avaient fini par se décourager et ne plus rien tenter pour les combattre, elles deviennent dès à présent une affection beaucoup plus curable, et dans tous les cas où des complications anatomiques ou constitutionnelles ne leur donneront pas un caractère spécial de gravité, on pourra, nous en sommes fermement convaincu, sinon assurer la guérison, du moins l'espérer avec une grande confiance.

Résultats suivant l'étendue des fistules. On trouve parmi ces fistules une grande variété dans les dimensions. Ainsi, à partir de celles qui laissent à peine pénétrer une bougie assez fine, jusqu'à ces énormes pertes de substance qui comprennent tout le bas-fond de la vessie, l'échelle n'est point interrompue. Une chose assez embarrassante pour apprécier d'un coup d'œil leur étendue, c'est que chaque auteur mesure à sa manière, prend des termes de comparaison à sa guise, de sorte que l'on voit parmi la série d'unités d'étendue employées par les auteurs le centimètre, le millimètre, le pouce, la ligne, le six-pence, le shilling, la demi-couronne, le florin, des doigts, des bougies, des cathéters, des termes vagues, comme large, petite, etc. Enfin il y a une fistule, celle du n° 56, dont l'auteur dit qu'un œuf de poule y passerait.

Nous ne croyons pas que l'exposition du résultat de l'opération, sous le point de vue de l'étendue de la fistule, puisse présenter un intérêt bien marqué pour les petites fistules. Nous nous abstiendrons donc d'en parler, et nous citerons seulement quelques faits où l'étendue de la fistule était considérable. Dans la série des faits de M. Bozeman, nous trouvons des cas très-remarquables. Ainsi il obtint des guérisons du premier coup dans le n° 2, fistule de 9 lignes de diamètre; le n° 7, 15 lignes; le n° 8, fistule comprenant «presque tout le fond de la vessie et le trigone vésical»; le n° 9, 9 lignes de diamètre; le n° 12, 9 lignes de diamètre; le n° 13, fistule compliquée de perte totale de la portion vaginale du col utérin; le n° 16, 9 lignes de diamètre; le n° 17, 1 pouce de diamètre; les n°s 19 et 22 admettant 2 doigts, le n° 24 admettant 3 doigts.

M. Baker-Brown aussi a eu de très-belles cures, mais ses faits ne présentent pas de résultats aussi remarquables. Le plus souvent il lui a fallu plus d'une opération pour vaincre les larges fistules qu'il a eu à combattre. Ainsi il a obtenu la guérison immédiatement après la première opération dans le n° 37, qui admettait 2 doigts; mais les n°s 46 et 47, fistules de la largeur d'une demi-couronne (*half a crown*, pièce un peu plus large que la pièce de 2 fr.), le n° 48, fistule de la largeur d'un florin, ont nécessité deux opérations. Toutes ces fistules n'ont eu d'autre résultat, à la suite de la première opération, que la diminution plus ou moins prononcée de leur étendue. Le n° 33 enfin, fistule qui pouvait admettre 2 doigts, offre une histoire assez intéressante. C'est un des cas où la malade et le chirurgien ont montré l'une un courage, l'autre une persévérance dignes d'admiration. Cette malade avait déjà été opérée trois fois avant de se confier aux soins de M. Baker-Brown. Ce chirurgien obtint l'occlusion de la fistule à la sixième opération ; les cinq autres présentèrent une suite de revers plus ou moins complets. Dans ce cas, au moins, les efforts du chirurgien furent couronnés par le résultat définitif, et il dut se louer de les avoir employés. La même chose n'arriva pas à la malheureuse malade de M. Bozeman, opérée dix fois, et sans aucun résultat, malgré l'habileté si connue de l'opérateur.

Nous rencontrons une large fistule guérie à la première opération dans les faits de M. Brickell (n° 56, tabl.). Cette ouverture pourrait, selon l'auteur, laisser passer un œuf de poule. Nous trouvons cette observation très-intéressante ; la seule chose qui nous surprend, c'est le petit nombre (cinq) de points de suture employés. En effet, pour qu'un œuf de poule puisse passer dans un trou, il faut qu'il ait un diamètre de 0^{m},03 au moins. Ce diamètre, quand on vient à tirer sur les côtés de la fistule, augmente considérablement, et donne plus de 0^{m},04 au minimum. Nous trouvons que M. Brickell a été très-heureux d'obtenir un si beau résultat avec cinq points de suture.

Nous passons sous silence plusieurs faits qui offriraient certainement beaucoup d'intérêt à être étudiés en détail, sous le point de vue des modifications que l'opération de M. Bozeman a subies, eu égard à la nature des faits pathologiques pour lesquels elle a été pratiquée ; mais une semblable étude dépasserait les bornes d'une thèse inaugurale.

Causes des insuccès. Nous avons cherché à nous rendre compte des motifs qui avaient fait échouer l'opération dans les cas où la réunion ne s'est pas faite ou s'est faite d'une manière incomplète. Nous n'avons rien trouvé de bien positif à cet égard. Quelquefois on l'a attribué à la malade, qui ne pouvait pas garder la sonde ou qui s'était levée ; d'autres fois on prétendait que la sonde, bouchée par des mucosités, ne donnait pas issue à l'urine, qui s'accumulait dans la vessie et la distendait.

La manœuvre de l'opération elle-même aurait été, dans quelques cas, la cause de la non-réunion. Ainsi, si on laissait une petite portion de muqueuse non avivée sur un des bords, elle pourrait devenir, selon M. Bozeman, un obstacle à la cicatrisation. Si les lèvres de la plaie ne se correspondaient pas exactement, si les points de suture étaient implantés à des distances inégales des bords de la plaie ou les uns des autres, les tissus seraient froncés, la plaque n'appuierait pas également partout, et la plaie se trouverait dans des conditions peu rassurantes pour l'issue de l'opération.

La plaque a quelquefois été, selon quelques chirurgiens, le point de départ de l'insuccès partiel ou complet de l'opération. Ainsi on trouve quelques observations de M. Bozeman où elle a été évidemment pour quelque chose dans le mauvais résultat obtenu. Dans l'observation 61, qui appartient à M. Verneuil, il attribue l'insuccès partiel de son opération à l'ulcération des parties latérales du vagin, qui étaient comprimées par les extrémités de la plaque. Enfin la suppuration a aussi quelquefois empêché le succès. Il faudrait examiner avec détail chaque cas pour pouvoir se faire une idée bien exacte de ces causes et chercher à les éviter ; malheureusement la plupart des observations sont si sobres de renseignements sous ce point de vue, que ce problème reste le plus souvent sans solution décisive.

Causes de la mort. On rencontre dans notre tableau deux observations dans lesquelles cette opération a été suivie de mort. Les observations de ces cas malheureux ne présentent pas non plus tous les renseignements désirables. Ce sont les n°s 28 (Bozeman) et

30 (Pollock). Dans la première, il s'agit d'une femme opérée par M. Bozeman. L'observation, due à M. Keiller, se trouve dans l'*Edinburgh medical journal*, 1858, page 330. L'auteur de l'observation y dit avoir trouvé des signes d'inflammation du tissu cellulaire des régions voisines de la fistule et des signes peu prononcés de péritonite.

Quant à l'autre observation, due à M. Pollock (1), elle manque aussi de détails. L'auteur dit seulement avoir trouvé un rein très-malade, atrophié, et contenant plusieurs calculs; un de ceux-ci était descendu dans la vessie. L'aspect des parties intéressées dans l'opération était très-satisfaisant. Les fils avaient été coupés et la plaque enlevée quelques jours avant la mort; les anses des fils avaient été laissées en place. L'auteur croit que, « si la malade avait vécu, » l'opération aurait réussi sinon complétement, du moins en grande partie. Il n'y avait pas d'inflammation appréciable autour des fils d'argent.

Temps pendant lequel les malades ont été suivies après leur guérison. Cette indication manque généralement dans les observations que nous avons recueillies. On sait combien il est difficile de suivre longtemps les malades, une fois que les secours de l'art leur deviennent inutiles. Ce n'est pas d'aujourd'hui que l'on se plaint de cette difficulté de contrôler de temps en temps les résultats des opérations. Mais qu'y faire? Une foule de circonstances morales ou matérielles, des préjugés plus ou moins sérieux, mais presque toujours efficaces, s'opposent à cette sorte de police scientifique et rendent impossible toute réponse satisfaisante à cette question si importante de pronostic.

Nous voici arrivé à la fin de la tâche que nous nous étions imposée; nous sentons combien elle est imparfaite, mais nous espérons que nos savants juges nous accorderont leur bienveillance pour un travail dont

. . . . Non gloria nobis
Causa, sed utilitas officiumque fuit.

(1) *Medical times and gazette*, 1859, 26 mars, p. 315.

www.ingramcontent.com/pod-product-compliance
Ingram Content Group UK Ltd.
Pitfield, Milton Keynes, MK11 3LW, UK
UKHW021135230726
13926UKWH00002B/819